Wissenschaftliche Taschenbücher

Biologie

Manfred Knoke
Hannelore Bernhardt

Mikroökologie des Menschen

Mikroflora bei Gesunden und Kranken

Akademie-Verlag · Berlin

WTB

BAND 220

Manfred Knoke

Hannelore Bernhardt

Mikroökologie des Menschen

Mikroflora bei Gesunden und Kranken

Mit 11 Abbildungen und 14 Tabellen

AKADEMIE-VERLAG · BERLIN

Reihe BIOLOGIE

Verantwortlicher Herausgeber dieses Bandes:
Prof. Dr. U. Taubeneck

Verfasser:
Doz. Dr. sc. med. Manfred Knoke
Doz. Dr. rer. nat. habil. Hannelore Bernhardt
Greifswald

ISSN 0084 – 0963

1985
Erschienen im Akademie-Verlag Berlin, 1086 Berlin, Leipziger Str. 3–4

Lizenznummer: 202 · 100/479/85
Printed in the German Democratic Republic
Herstellung: VEB Druckhaus „Maxim Gorki", 7400 Altenburg
Lektor: Christiane Grunow
Hersteller: Per Leonhardt
LSV 1334, 1344
Bestellnummer: 763 417 4 (7220)
01250

Vorwort

Untersuchungen über die Mikroflora des Menschen, vor allem im Magen-Darm-Kanal, begannen mit der Züchtung und Charakterisierung der pathogenen Keime. Erst später erweckten die bedingt pathogenen und autochthonen Mikroorganismen größeres Interesse. 1885 beschrieb der Kinderarzt Theodor ESCHERICH (1857 bis 1911) erstmalig das „Bacterium coli commune“. Die Pädiater H. TISSIER und Ernst MORO (1874—1931) wiesen im Jahre 1900 bei Säuglingen den anaeroben „Bacillus bifidus communis“ bzw. den „Bacillus acidophilus“ nach. In den 20er Jahren dieses Jahrhunderts erarbeitete Viktor VAN DER REIS (1889—1958) am Beispiel des Gastrointestinaltrakts wichtige Grundlagen der Mikroökologie des Menschen. Zuvor waren oft zu weit gehende und spekulative Schlußfolgerungen hinsichtlich der Bedeutung der menschlichen Mikroflora gezogen worden. In zahlreichen Untersuchungen wurde vorher und in der Folgezeit — zu nennen ist hier besonders H. HAENEL — versucht, das Verhalten der Mikroorganismen an ihren natürlichen Standorten zu studieren und gewonnene Erkenntnisse in der Praxis anzuwenden. Schließlich fand in den letzten Jahrzehnten der Auftrieb der Ökologie seinen Niederschlag auch in der Betrachtungsweise mikroökologischer Probleme.

Naturwissenschaftliche und klinische Forschung haben inzwischen eine Reihe von Ergebnissen erbracht, die systematisch dargestellt werden sollen. Nicht nur die gefundenen pathogenetischen Zusammenhänge, sondern ebenso die interdisziplinär gewonnenen Resultate der Grundlagenwissenschaften auf diesem Gebiet sollten bei Medizinern und Naturwissenschaftlern mehr als bisher bekannt sein. So stellte D. C. SAVAGE in einer Diskussionsbemerkung 1978 fest: „Die Physiologen messen fröhlich Absorption und Transport durch Membranen und kümmern sich in keiner Weise um Bakterien. Ich habe viele Veröffentlichungen dieser

Art gelesen: man kontrolliert nicht einmal, ob überhaupt Bakterien vorhanden sind!" Diese Äußerung gilt sinngemäß auch für andere Fachdisziplinen.

Deshalb erschien es uns sinnvoll, dem Interessierten das Gebiet der Mikroökologie des Menschen unter Verzicht auf viele Einzelheiten in seiner gesamten Breite zu erschließen, Konzepte und Prinzipien der allgemeinen Ökologie einzugliedern und auf Entwicklungstendenzen aufmerksam zu machen.

Erst in den letzten Jahren haben infolge neuer Methoden die sporenlosen Anaerobier verstärkt Eingang in die Mikrobiologie gefunden, während früher die leicht züchtbaren Formen überbewertet wurden. Dieser Entwicklung wird in unseren Ausführungen und in der Auswertung der Literatur bewußt Rechnung getragen.

Wir haben uns bemüht, die z. Z. gültigen Namen der Mikroorganismen zu verwenden. Die zitierten Angaben entsprechen meistens denen der "Approved Lists of Bacterial Names" (1980) und nachfolgender Listen des International Commitee on Systematic Bacteriology. Ist die Synonymität von Namen aus Literaturangaben nicht eindeutig gegeben, so beziehen wir uns auf "Bergey's Manual" (8. Auflage 1974). Als Anaerobier werden von uns alle im „Anaerobe Laboratory Manual" (4. Auflage 1977) aufgeführten Species einschließlich der dort genannten Streptokokken bezeichnet.

Für Verständnis und mannigfache Hilfe danken wir unseren Ehegatten und Freunden.

Wir bedanken uns bei unseren Kollegen und Mitarbeitern an der Klinik für Innere Medizin der Ernst-Moritz-Arndt-Universität Greifswald für ihre entgegenkommende Unterstützung. Dem Verlag und dem Herausgeber danken wir für die Aufnahme des Titels in die bewährte WTB-Reihe, der leitenden Lektorin, Frau Chr. Grunow, für ihre Betreuung und dem Gutachter, Herrn Prof. Dr. W. Fritsche (Jena) für mehrere Anregungen.

Manfred Knoke
Hannelore Bernhardt

Dem Gedenken an die begeisternden Förderer
der Mikroökologie

Friedrich B. Müller
(1912—1978)

Hans Knöll
(1913—1978)

Inhaltsverzeichnis

I. Allgemeine Mikroökologie des Menschen

1. Einleitung

Obwohl ökologisches Gedankengut bereits in den Schriften von Philosophen des Altertums enthalten und der Begriff „Ökologie" für die „Beziehungen des Organismus zur umgebenden Außenwelt" 1866 von Ernst HAECKEL (1834—1919) geprägt worden ist, wird diesen Problemen erst in den letzten 2 bis 3 Jahrzehnten eine erhöhte Aufmerksamkeit geschenkt. Umweltverschmutzung, die Anhäufung von Pestiziden sowie ein gestörtes ökologisches Gleichgewicht durch eine Reihe weiterer Ursachen forderten im unmittelbaren Lebensinteresse des Menschen gezielte wissenschaftliche Untersuchungen. Inzwischen ist von der „Makro"-Ökologie eine Reihe von allgemeinen Prinzipien und Konzepten erarbeitet worden, deren Anwendungsmöglichkeit und Bedeutung auch in verschiedenen Spezialgebieten mit begrenzten Organismengruppen überprüft werden sollte. Grundlagen der Ökologie können auf unterschiedliche Standorte und Bereiche übertragen werden.

Fester Bestandteil der Ökologie ist die Mikroökologie. Im Stoffkreislauf der Natur spielen Mikroorganismen zur Erhaltung des ökologischen Gleichgewichts eine wichtige Rolle. Sie zeichnen sich durch hohe Stoffwechsel- und Umsatzraten aus und können sich so rasch an Veränderungen der Umwelt anpassen. Zu ihrer Untersuchung war es nötig, Spezialverfahren zu entwickeln, wobei zahlreiche methodische Probleme noch nicht gelöst sind. In den letzten Jahren sind entsprechend den Fortschritten der Biochemie besonders Fragen der mikrobiellen Stoffwechselprozesse in den Vordergrund getreten.

Die gleiche Aufmerksamkeit wie im Wasser, Boden und in der Luft muß künftig auch den mikrobiellen Verhältnissen bei Mensch und Tier gelten. Mikroorganismen gehören zu deren äußerer und innerer Umwelt. Es wurde geschätzt, daß sich auf der Haut des Menschen etwa 10^{12} Bakterien und im Magen-Darm-Kanal 10^{14} befinden, während die Gesamtzahl der Zellen des menschlichen

Körpers mit 10^{13} angegeben wird. An den verschiedenen Standorten des Menschen können die mikroökologischen Verhältnisse durch Nahrungseinflüsse, Medikamente, Operationsmethoden u. a. so verändert werden, daß Auswirkungen auf die Gesundheit entstehen, die in ihrem Ausmaß noch nicht abzuschätzen sind. Opportunistische Keime werden in zunehmendem Maße und unter bestimmten Bedingungen als pathogen beschrieben. Die Beherrschung der durch die engen Wechselbeziehungen zwischen den Mikroorganismen und dem Makroorganismus entstehenden Probleme ist nur möglich bei Kenntnis der Zusammenhänge und Gesetzmäßigkeiten. Diese Fragen auch des praktischen Gesundheitsschutzes sind noch Gegenstand aktueller Forschungen und müssen in enger interdisziplinärer Zusammenarbeit verschiedener Fachrichtungen einschließlich der Medizin beantwortet werden.

Es ist an der Zeit, über die bisher weitgehend geübte Beschreibung der Mikroflora des Menschen hinauszugehen und eine ökologische Betrachtungsweise einzusetzen. Dem heutigen Stand der Forschung in der mikrobiellen Ökologie entsprechend werden noch zahlreiche Lücken sichtbar, die es zukünftig auszufüllen gilt. Eine Reihe von in der allgemeinen Mikrobenökologie üblichen Untersuchungsprinzipien und -verfahren ist bisher auf die Verhältnisse beim Tier und erst recht beim Menschen noch nicht angewandt worden. Das gilt beispielsweise für Messungen der Gesamtbiomasse der Mikroorganismen, einige moderne Verfahren zur taxonomischen Bestimmung, exakte Analysen der mikrobiellen Stoffwechselleistungen und der Umsatzraten in vivo, Aktivitätsmessungen direkt am natürlichen Standort, energetische Konzepte sowie Untersuchungen zum Wachstum und zu den Wechselwirkungen der Mikroorganismen bei bestimmten Substratkonzentrationen und Umweltbedingungen. Am Anfang stehen die theoretische Ermittlung der wichtigsten Kenndaten für das menschliche mikrobielle Ökosystem, seine experimentelle Simulierung und seine mathematische Modellierung.

Die Mikroökologie sollte auch in der Klinik breiteren Eingang finden. Erste Versuche dazu wurden auf den bisher 9 Internationalen Symposien „Intestinal Microecology" in Columbia (Missouri) bzw. Boston/USA und Herborn/BRD, den bisher 3 Symposien „Gastrointestinale Mikroflora des Menschen" in Greifswald/DDR sowie den beiden Symposien in Potsdam/DDR unternommen. Darüber hinaus gab es eine größere Anzahl von wissenschaftlichen Veranstaltungen über spezielle Probleme der Mikroökologie des Menschen in weiteren Ländern.

2. Begriffsbestimmungen

Mikroökologie: In der Medizin gebräuchlicher Begriff für die Lehre von den Beziehungen zwischen den Mikroorganismen und ihrer natürlichen Umwelt einschließlich der intermikrobiellen Wechselwirkungen. Dieser Ausdruck entspricht inhaltlich dem Terminus **Mikrobenökologie**. Anliegen des Wissenschaftszweiges ist die Erfassung der gesamten Mikroflora an definierten Standorten bei Mensch und Tier und ihrer physiologischen und pathologischen Auswirkungen.

Mikrobielles Ökosystem umfaßt die Summe der Mikroorganismen an einem Standort und die Gesamtheit der verschiedenen abiotischen und biotischen Standortfaktoren. In dieser Einheit sind die mikrobielle Biozönose und das mikrobielle Biotop integriert. Der ableitbare Begriff Mikroökosystem sollte nicht verwandt werden, da er in der Ökologie belegt ist für kleine Laboratoriums- und Feldökosysteme.

Mikrobielle Biozönose, Mikrobiozönose: Lebensgemeinschaft von Mikroorganismen in einem Biotop. Entspricht dem Begriff **Mikroflora**. Jedes Teilglied ist in einen umfassenden Stoff- und Energiewechsel einbezogen.

Mikrobielles Biotop, Mikrobiotop: Räumlich begrenzter Lebensraum (*Standort*) der Mikroorganismen mit gleichartigen Bedingungen. In der Biologie wird häufig als Synonym **Habitat** gebraucht. Im weiten Sinne wird damit auch die Gesamtheit der Umweltbedingungen, unter denen eine Lebensgemeinschaft existiert, bezeichnet. Je nach den sich ändernden Standortbedingungen, z. B. bei Funktionsänderung eines Organs, kann sich somit auch die Mikroflora ändern.

Eubiose bezeichnet den Normzustand der mikrobiellen Besiedlung eines Biotops, d. h. die statistische Norm der qualitativen und quantitativen mikrobiellen Zusammensetzung. Die Mikrobiozönose mit dem Wirt befindet sich in einem Gleichgewicht. Voraussetzung ist, daß die verschiedenen Regulationsfaktoren in einem ausgeglichenen Verhältnis zueinander auftreten. Dieser Zustand muß für jeden mikrobiellen Standort gesondert definiert werden, wobei sich diese Definition nur jeweils auf Teilabschnitte mit ihren speziellen Milieubedingungen beziehen kann. Eine derartige „Kartographie“ mit modernen Bestimmungsmethoden ist beim gesunden Menschen naturgemäß besonders schwierig und noch längst nicht abgeschlossen.

Dysbiose bezeichnet eine Störung dieses Gleichgewichts aus den verschiedenen Gründen, also alle von der Eubiose abweichende Zustände. Diese Veränderungen betreffen sowohl die qualitative als auch die quantitative Norm der Mikroflora. Dabei können mehrere Gattungen gleichzeitig oder nur einzelne die Normwerte überschreiten. Wir haben deshalb für den Dünndarm zwei Typen der Dysbiose herausgestellt, die wahrscheinlich auch einen unterschiedlichen immunologischen Hintergrund aufweisen. So unterscheiden wir Dysbiosen vom Typ 1 mit höchsten Gesamtkeimzahlen und starker Vermehrung fast aller kultivierten Gattungen sowie den Typ 2 mit niedrigeren Keimzahlen und dem Vorherrschen einzelner Gattungen z. B. Dys_2 Coli, Dys_2 Strepto/An und andere.

Die Grenzen zwischen Eubiose und Dysbiose sind oft nicht genau anzugeben, es gibt Übergänge (Typ Eu/Dys). Sie unterliegen auch gewissen individuellen Schwankungen. Auf keinen Fall ist der Begriff Dysbiose als eine Größe anzusehen, die an sich Krankheit bedeutet und damit behandlungsbedürftig wird. Dazu bedarf es unbedingt des Nachweises einer klinischen Symptomatologie, wie sie beispielsweise für das mikrobielle **Overgrowth-Syndrom** des Dünndarms (s. Kapitel 8.2.2.3.) definiert worden ist. Sichere Beziehungen zwischen der Dysbiose und einer Erkrankung lassen sich nicht immer feststellen. Das gilt besonders für den Magen-Darm-Kanal, doch gibt es hier Beispiele dafür, daß eine Dysbiose zumindest als Risikofaktor oder auch als krankheitsbegleitend oder -erschwerend angesehen werden muß. In der Mundhöhle und im Respirationstrakt ist eine Dysbiose hingegen immer pathologisch.

Abzulehnen sind die Begriffe Dysbakterie und Dysbakteriose, die der Vielschichtigkeit einer mikroökologischen Betrachtungsweise nicht gerecht werden. So ändert sich bei einer Dysbiose nicht nur die bakterielle Besiedlung, sondern auch die der Hefen und möglicherweise der Viren.

Autochthone Mikroorganismen sind in einem bestimmten Ökosystem heimisch, biotopeigen und stets vorhanden. Die Voraussetzungen seitens des Ökosystems sind für ihr Vorkommen optimal. Sie haben sich aus den Bedingungen des Makroorganismus heraus entwickelt und sind an ihn angepaßt. Synonym mit endogener, permanenter, „indigenous“ (einheimischer) Mikroflora.

Allochthone Mikroorganismen kommen in einem Ökosystem nur zeitweise vor, wenn es das Nährstoffangebot und die jeweiligen Umweltbedingungen erlauben. Sie sind für einen bestimmten Standort passagere, transiente, passante oder biotopfremde Keime.

Opportunistische Mikroorganismen: dem Makroorganismus passende, genehme, nützliche Keime. Meistens synonym mit autochthon gebraucht.

Fakultativ (potentiell) **pathogene Mikroorganismen** sind in der Lage, nur unter definierten Voraussetzungen Krankheitserscheinungen zu verursachen.

3. Mikroökologische Prinzipien

Im folgenden soll versucht werden, ein allgemeines Konzept zum mikrobiellen Ökosystem des Menschen zu beschreiben. Die Prinzipien werden teilweise in viel größerem Maße auch für die Tiere gelten, wobei vor allem zu den homöothermen Tierklassen zahlreiche Analogien bestehen. Beide Hauptkomponenten des Ökosystems — der Mensch und die ihn besiedelnden Mikroorganismen — sind biotisch. Am jeweiligen Standort wird das Ökosystem deshalb nicht nur durch physikalisch-chemische, sondern auch durch biologische Faktoren bestimmt. Daraus resultiert eine besondere Mannigfaltigkeit der Wechselwirkungen zwischen Makro- und Mikroorganismus und der Stoffkreisläufe.

3.1. Koevolution

Die Evolution des Menschen erfolgt als Koevolution mit seinen mikrobiellen Populationen. An den verschiedenen Siedlungsorten haben sich in der Phylogenese mikrobielle Ökosysteme herausgebildet, die sich in der Ontogenese stets aufs neue entwickeln. Das Resultat dieser Koevolution ist die normale Besiedlung, die wir heute als Eubiose definieren. Zwischen der Population Mensch und den Mikroorganismenpopulationen hat sich ein Wechselverhältnis in der Weise gestaltet, daß ein Gleichgewicht entstanden ist. Es wird weder die Gesamtpopulation des Makroorganismus durch die Mikroorganismen vernichtet, noch existieren natürlicherweise keimfreie Makroorganismen. Pathogene Mikroorganismen stellen in diesem Zusammenhang einen Sonderfall dar.

Während einer Generation des Makroorganismus finden viele

Generationsfolgen der Mikroorganismen statt. Dementsprechend werden die Evolution und die genetischen Veränderungen der Mikroorganismen an den verschiedenen Standorten stärker beeinflußt als die des Makroorganismus. Die Mikroorganismen haben sich Standorte erschlossen, die vorher in der Natur nicht existierten, ihre Gesamtmasse auf der Erde erhöhte sich. Im Laufe der Koevolution sind Mikroorganismen entstanden, die nur im Warmblüterorganismus siedeln können und die in der unbelebten Außenwelt nicht vermehrungsfähig sind. Das gilt für die großen Gruppen der sporenlosen grampositiven und gramnegativen Anaerobier, die mehr als 90% der Gesamtflora bei Mensch und Tier ausmachen. Als Folge der Koevolution sind bei den Mikroorganismen Anpassungen bis zur Bildung von Standortvarianten festzustellen. Als Beispiel sehen wir *Lactobacillus acidophilus* Typ I an, der an sauren und sehr sauren Standorten zu finden ist.

Die Mikroben-Wirt-Assoziation läßt sich in der Ontogenese leichter verfolgen. Das Neugeborene wird aus der Umgebung kontaminiert. An allen späteren Standorten wachsen Mikroorganismen zunächst chaotisch und zufällig, und erst nach Tagen stellt sich unter Selektion eine Besiedlung ein.

3.2. *Kriterien der autochthonen Besiedlung*

Die biotopeigenen, angepaßten Mikroorganismen existieren in einer mikrobiotischen Gemeinschaft, die eine Ansammlung von Mikrobenpopulationen an einem fest umrissenen Standort darstellt. Dieses Zusammenleben findet in der Regel gesetzmäßig und nicht zufällig statt. Es treten bestimmte, sich unter gleichförmigen Bedingungen wiederholende Artenkombinationen und eine quantitative Stabilität der Mikroflora auf. So bildet sich eine Biozönose, deren Strukturen und Funktionen untersucht werden können.

Für die Besiedlung von Oberflächen ist das mikrobielle Haftvermögen Voraussetzung. Häufig werden Grenzflächen zwischen flüssiger und fester Phase besiedelt. Hierin ist der Übergang zu der sogenannten luminalen Flora in inneren Hohlorganen zu sehen. Die Mikroflora kann auch in Krypten und Ausstülpungen nachgewiesen werden. Dementsprechend lassen sich verschiedene Mikrostandorte beschreiben, wie epitheliale, kryptale, luminale und Grenzflächen-Mikrobiotope. In ihnen können grundsätzlich andere Bedingungen herrschen als im Gesamtbiotop. In der ständig von Sauerstoff durchspülten Mundhöhle gibt es Mikrostandorte, wie z. B. den Sulcus gingivalis, mit extrem niedrigem Redoxpotential, das strengen Anaerobiern Siedlungsmöglichkeiten bietet. Andererseits hat die mukosale Flora im Kolon einen deutlich größeren Anteil an Aerobiern als die luminale, was mit dem besseren Sauerstoffangebot an der Wand infolge ihrer Durchblutung zusammenhängen dürfte.

Neben dieser oberflächenbezogenen vertikalen Gliederung ist eine in praxi bisher häufiger betrachtete horizontale Differenzierung der Mikroflora möglich, die den übergeordneten Gesamtstandort einbezieht.

3.3. Mikroökologische Nische

Im Sinne der Mikroökologie ist der Begriff der Nische nicht nur als physikalischer Raum, also als Standort aufzufassen, sondern er bezieht auch den funktionellen Status der Mikroorganismenpopulation innerhalb einer Gemeinschaft ein. Jede Art nutzt für ihre Existenz von den gegebenen Umweltbedingungen an einem Standort nur einen spezifischen Anteil aus, und dieser Anteil ist die ökologische Nische der betreffenden Art. Bei Mikroorganismen hat die Verwertung spezifischer Substrate eine große Bedeutung.

Berücksichtigt werden muß ebenfalls eine zeitliche Komponente, die in periodischen Abläufen, beispielsweise der Nahrungsaufnahme für die Mikroflora des Magen-Darm-Kanals oder den monatlichen Zyklusphasen für die Vaginalflora, zum Ausdruck kommt. Die Summe der Eigenschaften der mikroökologischen Nische — räumlich, funktionell und zeitlich gesehen — ist die Voraussetzung für die Existenz bestimmter Arten an speziellen Standorten.

3.4. Analyse der Mikrobiozönose

3.4.1. Einteilung

Die Mikrobiozönose läßt sich unter folgenden Gesichtspunkten einteilen:

— nach den hauptsächlich vorkommenden, dominanten Species;
— nach dem Standort;
— nach funktionellen Gesichtspunkten.

Nicht alle Species sind für die Charakterisierung von Struktur und Funktion einer Mikrobiozönose gleich wichtig. Dominanz bezieht bei autochthonen Mikroorganismen in erheblichem Maße auch ihre Menge ein. An einzelnen Standorten können bestimmte Gattungen oder gar Arten vorherrschend und „Leitkeime“ sein. Beispiele sind *Propionibacterium acnes* auf der Haut, *Lactobacillus* spp. im Magen und in der Vagina (?) und möglicherweise für den Stuhl *Bacteroides vulgatus*, *Fusobacterium prausnitzii*, *Bifidobacterium adolescentis*.

Die standortbezogene Einteilung richtet sich im wesentlichen nach den anatomischen Gegebenheiten und den physiko-chemischen Bedingungen am jeweiligen Standort.

Funktionelle Gesichtspunkte werden sichtbar in der überwiegend saccharolytisch wirksamen Mikrobiozönose im Magen-Darm-Kanal des Säuglings unter Frauenmilchernährung. Nach Umstellung auf Kuhmilch erfolgt deren Änderung in eine Mikroflora mit zunehmender Proteolyse.

3.4.2. Prinzipien

Auch für die Mikroorganismen gilt das **Prinzip der limitierenden Faktoren**. Ihre Menge und Verbreitung werden durch Vorkommen und Quantität bestimmter Stoffe kontrolliert, die für ihre Existenz unbedingt notwendig sind, sowie durch verschiedene physikochemische Faktoren, die kritisch sein können. Diesen Komponenten gegenüber bestehen *Toleranzgrenzen*.

Von der Verbreitung beim Menschen aus gesehen, ist der *Toleranzbereich* für *E. coli* trotz seiner Anspruchslosigkeit bei der Anzucht relativ eingeschränkt, ohne daß die limitierenden Faktoren im einzelnen bekannt sind. Durch einen größeren Toleranzbereich und dementsprechendes Vorkommen an mehreren Standorten, zum Teil sogar unter extremen Bedingungen, zeichnen sich dagegen mikroaerophile bis anaerobe grampositive sporenlose Stäbchen aus, insbesondere *Lactobacillus*, *Propionibacterium* und *Bifidobacterium*.

Eine ideale Umwelt, bei der alle äußeren Voraussetzungen in der günstigsten Weise bestehen, stellt das *ökologische Optimum* dar. Das *ökologische Pessimum* bedeutet gehemmte Funktion unter Bedingungen oberhalb des Maximums oder unterhalb des Minimums der verschiedenen Faktoren.

An Standorten, wo die physikalischen und chemischen Gegebenheiten limitierend wirken, findet sich eine relativ geringe Anzahl an Arten, d. h. die sogenannte *Artendiversität* ist gering. So gibt es z. B. in einem extrem sauren Mageninhalt nur 2 Arten der Gattung *Lactobacillus* und wenige *Candida* spp. Mit ansteigenden pH-

Werten nimmt die Zahl der *Lactobacillus*-Species um ein Vielfaches zu, und bei den Hefen werden neben den Gattungen *Candida* und *Torulopsis* auch *Saccharomyces* spp. gefunden.

3.4.3. Mikrobielle Populationsdynamik

Für mikrobielle Populationen läßt sich eine Reihe von charakteristischen Eigenschaften bestimmen, wie Dichte, Wachstumsraten, Verteilungstypen, Wechselbeziehungen zwischen den Arten, Stoffwechselwirkungen, genetische Marker u. a.

Die **Populationsdichte** ist in den verschiedenen Ökosystemen des Menschen unterschiedlich, wie für die einzelnen Standorte beschrieben wird (s. Kap. 8.). Sie wird in der Regel durch direkte mikroskopische Zählungen der Mikroorganismen auf einer Fläche oder durch die Zahl der koloniebildenden Einheiten aus einem gegebenen Volumen bestimmt. Durch diese direkten Methoden kann ihre Bedeutung für das Ökosystem nicht festgestellt werden. Die Stabilität der Populationsdichte wird durch homöostatische Mechanismen gewährleistet.

Die natürliche **Wachstumsrate** einer Mikrobenpopulation muß für den jeweiligen Standort und seine Bedingungen ermittelt werden und läßt sich nicht aus dem Bakterienwachstum in einer statischen Kultur herleiten. Somit gilt auch nicht die Wachstumskurve einer Bakterienkultur. Es erfolgt vielmehr ein diskontinuierliches Wachstum in Abhängigkeit von den limitierenden Faktoren, die wesentlich vom Makroorganismus herrühren. Mikroorganismen verfügen über Signalrezeptoren im metabolischen und nichtmetabolischen Bereich, die Änderungen anzeigen. Sie können ihre Wachstums- und Vermehrungsstrategie auf eine Überlebensstrategie umstellen, wenn z. B. eine Nährstofflimitation eintritt. Das gilt nicht nur für die Sporenbildung, sondern das allgemeine Prinzip ist die *vegetative Dormanz*, bei der eine Stoffwechseldrosselung erfolgt. Nähern sich dagegen die Milieufaktoren dem Optimum, so treten Wachstum und Vermehrung in den Vordergrund. Eine Limitierung erfolgt jetzt durch die intermikrobiellen Hemmmechanismen.

Die **Verteilung** der Mikroorganismen im Wirt ist nicht zufällig, sie richtet sich nach den Standortbedingungen. Beispielsweise ist im Magen-Darm-Kanal die luminale Flora nicht als homogen verteilt anzusehen, sondern sie dürfte an Partikel (Nahrungsbestandteile, Zelldetritus) gebunden sein. Über die Populationsstruktur der wandständigen Gastrointestinalflora ist beim Menschen nur wenig bekannt. Nach rasterelektronenmikroskopischen Befunden ist sie nicht uniform (Abb. 1). — Wichtig für eine Beurteilung der Verteilung sind der Grad der Gruppenbildung und die Größe und Dauerhaftigkeit der Gruppen. Als Beispiele für qualitativ neue

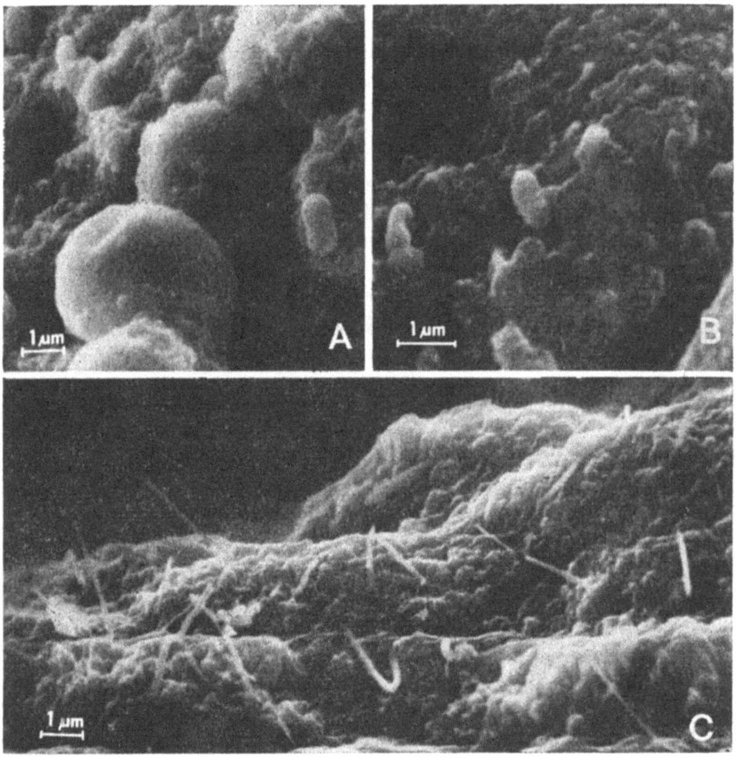

Abb. 1. Rasterelektronenmikroskopische Aufnahmen von Bakterien auf der Darmschleimhaut des Menschen (Biopsiepräparate).

A: Kokkoide Stäbchen neben Erythrozyten auf der Rektumschleimhaut; Original 10000 ×

B: Overgrowth-Syndrom des Dünndarms bei jejunokolischer Fistel: kokkoide Stäbchen; Original 15000 ×

C: Gleicher Patient wie B: massenhaft filamentöse Stäbchen, die mit einem Ende an der Dünndarmschleimhaut haften; Original 10000 ×

Einheiten von Gruppierungen seien die dentalen Plaques (s. Kap. 8.1.1.) und auf ihnen die sogenannten „corn-cob"-Formationen mit ihren auf *Bacterionema* haftenden Kokken genannt.

Die **Wechselwirkungen** zwischen 2 Mikroorganismenarten sind vielgestaltig und beinhalten vor allem **Stoffwechseleinflüsse**. Sie sind gekennzeichnet durch die *Konkurrenzhemmung*, *Amensalismus* (eine Population wird gehemmt, die andere bleibt unbeeinflußt), *Kommensalismus* (nur eine Population wird begünstigt), *Protokooperation* (Wechselwirkung für beide förderlich, aber nicht obligatorisch) und den *Mutualismus* (obligatorisch und günstig für beide Populationen). Einzelheiten der intermikrobiellen Beziehungen siehe Kapitel 4.4.

Genetische Marker bestimmen qualitative Eigenschaften einer Mikroorganismenart, die sich z. B. in den biochemischen Parametern ausdrücken können. Die Auswirkungen dieser Leistungen hängen auch von Faktoren des Makroorganismus ab. Durch den Transfer von Plasmiden ergeben sich Selektionsvorteile. Andererseits ist bisher unbekannt, ob nicht z. B. Enterotoxigenitäts-Plasmide von autochthonen Darmbakterien erworben werden können.

3.4.4. *Entwicklung des mikrobiellen Ökosystems*

Die mikrobiellen Ökosysteme entwickeln sich beim Menschen im wesentlichen im Zusammenhang mit der Ontogenese. Dieser Prozeß läßt sich als *mikroökologische Sukzession* bezeichnen. Er ist bestimmt von den physikalisch-chemischen Veränderungen im Makroorganismus (*allogene Sukzession*) und durch die von den Mikroorganismen selbst induzierten Wandlungen (*autogene Sukzession*). Ein Beispiel für eine überwiegend allogene Sukzession ist die Kolonflora in ihrer ernährungsabhängigen Entwicklung. In den dentalen Plaques sind hingegen Elemente der autogenen Sukzession bestimmend. Die verschiedenen Entwicklungsstadien münden in einen stabilisierten Endzustand, die *Klimax*, ein.

4. Regulation der Mikroflora

Die Koexistenz von Mensch und Mikroorganismen läßt darauf schließen, daß Regelmechanismen existieren, die die Quantität der Mikroflora begrenzen und die Qualität beeinflussen. Quantität und Qualität der Mikroflora an jedem Standort sind das Ergebnis

Tabelle 1
Regulation der Mikroflora

1. Allgemeine Milieufaktoren

exogene und endogene Nährstoffquellen
Temperatur
Feuchtigkeit
Redoxpotential, Sauerstoffpartialdruck
Kohlendioxidpartialdruck
pH-Wert
Ionenaktivität/Thiocyanate

2. Spezielle Milieufaktoren

2.1. Mechanische Faktoren

Spüleffekt von Speichel und Sekreten
Änderung der Strömungs- und Druckverhältnisse

2.2. Antimikrobielle Stoffe

Enzyme/Lysozym
Gallensäuren

2.3. Abwehrmechanismen

lokale Immunmechanismen
zelluläre Immunmechanismen
unspezifische Abwehr: Properdin,
Interferon, Komplement-Faktor, Leukozidine
Zellverlustrate
Schleim als Schutzmechanismus

3. Siedlungsfaktoren

Haftfähigkeit der Mikroorganismen
Schleim als Schutz- und Haftmöglichkeit für Mikroorganismen

4. Intermikrobielle Beziehungen

4.1. Antagonistische Beziehungen

Nährstofflimitation, Substratkonkurrenz
Hemmung der Stoffaufnahme
Metabolitenhemmung
Milieuänderung
Bacteriocine
Antibiotika

4.2. Synergistische Beziehungen

Nährstoffversorgung
Wachstumsfaktoren
Transfer der antibiotischen Resistenz

der Wechselwirkung von ökologischen Faktoren und kontaminierenden Mikroorganismen. Die Regulierung der Besiedlung an den äußeren und inneren Oberflächen des Makroorganismus und im Lumen der Hohlorgane geschieht durch die jeweiligen Milieufaktoren. Sie begrenzen oder begünstigen die Entwicklung der Mikroorganismen.

Art und Weise der Regulation können an den einzelnen Standorten unterschiedlich sein. Es werden deshalb die verschiedenen Milieufaktoren im Hinblick auf ihre ökologische Wirksamkeit dargestellt.

Zu unterscheiden sind allgemeine und spezielle Milieufaktoren (Übersicht s. Tab. 1).

4.1. *Allgemeine Milieufaktoren*

4.1.1. *Nährstoffe*

Der wichtigste Regelfaktor einer mikrobiellen Population ist das Nährstoffangebot. Die mikrobielle Besiedlung eines Habitats kann nur erfolgen, wenn für die Vermehrung und Kolonisierung der Mikroorganismen Nährstoffe zur Verfügung stehen. Dazu gehören:

- von außen mit der Nahrung zugeführte Nährstoffe und ihre enzymatischen Spaltprodukte;
- endogene Nährstoffe.

Die Versorgung der Mikroorganismen durch die **Nahrung des Wirts** ist bei verschiedenen Individuen und Rassen je nach den Ernährungsgewohnheiten unterschiedlich. Hungergefühl und Tageszeit der gewohnten Nahrungsaufnahme durch den Makroorganismus bedeuten hinsichtlich des Nährstoffangebots für die Mikroorganismen eine gewisse Regelmäßigkeit. Die vom Makroorganismus aufgenommene Nahrung gelangt nach ihrer ersten Aufbereitung nicht in ihrer Gesamtheit in den Verdauungstrakt. Trotz der sogenannten physiologischen Selbstreinigung (Spülwirkung des Speichels) und mundhygienischer Maßnahmen bleiben in der Mundhöhle Nährstoffe zurück. An Zahn- und Schleimhautoberflächen sowie an anderen Retentionsstellen verbleibende Speisereste sind Nährsubstrat für zahlreiche Gruppen von Mikroorganismen. Entsprechend dem reichhaltigen Angebot hat die Standortflora der Mundhöhle ausgeprägte enzymatische Aktivitäten, die vor allem den Abbau von Kohlenhydraten, aber auch von Eiweiß und Fetten realisieren können. Am bedeutsamsten für die Proliferation der Mikroorganismen ist die Zufuhr von Mono- und Disacchariden, die eng mit der Plaquesbildung und der Kariesentstehung verknüpft sind. Der Abbau von Glukose führt lokal zum Absinken der pH-Werte, wobei die entstehende Milch-, Essig- und Propionsäure sowie weitere Karbonsäuren für eine mikrobielle Sukzession bedeutsam sind. Eine Vielzahl oraler Mikroorganismen besitzt die Fähigkeit zur Synthese von Polysacchariden. Diese können dann zeitlich unabhängig von dem exogenen Nährstoffangebot wieder anderen Mikroorganismen als Wachstumsgrundlage dienen.

Eiweißhaltige Speisereste werden von Proteolyten der Mundhöhle verwertet und führen zu einer Alkalisierung des Milieus. Lipolytisch aktive Mikroorganismen sind ebenfalls dort zu finden.

Die in den Magen und Dünndarm gelangenden Nährstoffe sind ein gut verwertbares Substrat für Mikroorganismen. Für eine optimale mikrobielle Ausnutzung dürfen keine rasche Resorption, kein schneller Abtransport und keine Hemmung durch spezifische Wirtsfaktoren erfolgen. Bei regelrechtem Transportablauf und normaler Funktion verschiedener Hemmsysteme, wie sie bei ungestörten Interorganbeziehungen im oberen Magen-Darm-Kanal vorliegen, bleibt die Mikroflora spärlich und kann trotz gutem Nährstoffangebot nicht proliferieren. Im terminalen Dünndarm und Dickdarm erfolgt regelmäßig eine mikrobielle Verwertung der Nährstoffe, die nicht oder nicht schnell genug resorbiert worden sind. Dementsprechend steigen die Keimzahlen der Mikroorganismen in diesem Bereich stark an. Wie in der Mundhöhle sind auch im Darm saccharolytisch, proteolytisch und lipolytisch aktive Mikroorganismen zu finden. Häufiger kommen aber andere Species als oral vor, was durch eine Reihe weiterer Milieufaktoren bedingt zu sein scheint.

Zu den **endogenen Nährstoffen** gehören Sekrete der Schleimhäute und Drüsen, der Zelldetritus aus der Epitheldesquamation, abgestorbene Mikroorganismen, Nährstoffe, die aus dem intermikrobiellen Stoffwechsel stammen, und auf der Haut ausgeschiedene wasser- oder fettlösliche Substanzen. Im Speichel und in den Verdauungssäften finden sich daneben Proteine, Peptide und Glukoproteine. In Dünndarmsaft von nüchternen Patienten fanden wir nach Bebrütung bei 37 °C eine erhebliche Proliferation von Mikroorganismen.

Die Haut scheidet neben Zuckern auch eine Reihe von anderen Nährstoffen aus, wie Aminosäuren, Milchsäure, Harnstoff, Mucoproteine, Harnsäure, Vitamine sowie Fette im Talg u. a. Durch diesen Komplex ist es Mikroorganismen möglich, auf der Haut nicht nur zu überleben, sondern auch zu wachsen. Für Species von *Micrococcus* ist die Verwertung von Laktaten als Energiequelle nachgewiesen worden. *Staphylococcus aureus* nutzt verschiedene Aminosäuren.

Auf die intermikrobielle Nährstoffversorgung durch die Bildung von Polysacchariden wurde bereits verwiesen. Die Produktion von Metaboliten, die für andere Mikroorganismen eine ökologische Nische darstellen, bedingt einen Ernährungskommensalismus. So sorgt z. B. die komplexe Mikroflora in den dentalen Plaques für die Bildung von Milchsäure bzw. Laktaten (*Streptococcus mutans*, *Actinomyces*, *Lactobacillus*). Die Milchsäure wird von *Veillonella* als Energiequelle genutzt. Der von *Veillonella* und anderen Mikroorganismen produzierte Wasserstoff dient wiederum einer anderen Species, z. B. *Wolinella succinogenes*, als Elektronendonator und ermöglicht dieser das Wachstum. Dieser Vibrio benutzt ebenfalls das von *Streptococcus* und *Fusobacterium* gebildete Formiat. Anspruchsvolle Keime, wie *Bact. melaninogenicus* und *Spirochaeta* profitieren von der komplexen Mikroflora, indem sie essentielle Wachstumsfaktoren aufnehmen.

4.1.2. Temperatur

Die Temperatur der äußeren und inneren Oberflächen des Menschen bietet den meisten eurythermen Mikroorganismen Entwicklungsmöglichkeiten. So beträgt die Temperatur eines gesunden bekleideten Menschen auf der Hautoberfläche 33 °C ± 1 °C. Niedere Temperaturen können lokal oder zeitweilig entstehen, über einen Effekt auf die Mikroflora ist jedoch nichts bekannt. In den Achselhöhlen und Körperfalten liegt die Temperatur höher. Daraus dürften schlechte Siedlungsmöglichkeiten für Luftmikroorganismen bzw. Bodenbewohner resultieren, die häufiger ein niedrigeres Temperaturoptimum haben. Die für die Haut pathogenen Mikroorganismen, wie z. B. die Dermatophyten, haben ihr Optimum zwischen 33 °C und 37 °C.

Die Temperatur der Mundhöhle liegt zwischen 30 °C und 37 °C. Ein Minimum ist während des Tagesablaufs, ein Maximum während des Schlafes zu erwarten. Im vorderen Bereich der Mundhöhle ist die Temperatur in der Regel niedriger. Stenotherme Mikroorganismen werden sich aus diesem Grunde eher im hinteren Teil der Mundhöhle, z. B. dem Rachenraum, ansiedeln als auf der Zungenoberfläche oder auf dem Zahnfleisch. Im Magen-Darm-Kanal herrscht die Temperatur des Körperkerns. Temperaturerhöhungen während der aktiven Fermentation, wie sie z. B. bei den Pflanzenfressern auftreten, dürften beim Menschen zu vernachlässigen sein. Für die Standortflora der Schleimhäute liegt die Temperatur im Optimum bzw. im Toleranzbereich.

4.1.3 Feuchtigkeit

Die Feuchtigkeit, die auf der exogenen Wasserzufuhr und der Sekretion der Schleimhäute und der verschiedenen Anhangsorgane beruht, liegt im Verdauungskanal im Optimalbereich. So werden z. B. in der Mundhöhle durch die Anordnung der Speicheldrüsen und die dauernde Umwälzung des Speichels, durch Bewegungen der Zunge, der Lippen und der Kiefer alle Schleimhäute mehr oder weniger gleichmäßig befeuchtet. In den Dünndarm gelangen täglich zwischen 5 und 10 l Wasser, von dem noch 0,5 l in das Kolon übertreten.

Für die Mikroflora der Haut kann die Feuchtigkeit dagegen durchaus ein begrenzender Faktor sein. Die meisten Mikroorganismen wachsen nur, wenn sie mehr als 90% relative Luftfeuchtigkeit haben. Das ist sicherlich der Fall bei bestimmten Mikrostandorten, wie den Achselhöhlen, den intertriginösen Falten und im äußeren Ohrkanal. Andererseits gibt es Formen, wie *Staphylococcus aureus*, die auch bei geringerer Feuchtigkeit wachsen können. Wird die Feuchtigkeit auf der Haut erhöht, z. B. künstlich durch Abdecken mit Plastefolie, so lassen sich ein dramatischer Anstieg der Keimzahlen und auch qualitative Veränderungen feststellen. Dabei können aber auch lokale Erhöhungen der Kohlendioxidkonzentration von Bedeutung sein.

4.1.4. Redoxpotential, Partialdruck des Sauerstoffs und des Kohlendioxids

Ein entscheidender Regelfaktor ist die Sauerstoffkonzentration. Die fakultativen Anaerobier sind ökologisch euryoxisch und können über einen weiten Bereich des Sauerstoffpartialdruckes leben. Je nach Stoffwechsellage können sie die Substratelektronen an den molekularen Sauerstoff oder an andere Elektronenakzeptoren leiten. Die obligaten Anaerobier sind wegen der Anhäufung toxischer Stoffwechselprodukte (Superoxidradikal, Wasserstoffsuperoxid) nur bei Abwesenheit von Sauerstoff und bei einem niederen **Redoxpotential** fähig, den Elektronentransport zu vollziehen. In bezug auf die Sauerstoffempfindlichkeit sind die gemäßigten Anaerobier von den strengen und extrem sensitiven Formen zu unterscheiden.

Die Schleimhautbezirke der Mundhöhle kommen ständig mit der Luft in Berührung. Es wäre aber weit gefehlt, das Biotop als ausgesprochen aerob zu charakterisieren. Eine Aerobiose trifft für die Zungenoberfläche zu. Für sie wird der Sauerstoffgehalt mit 16% angegeben und liegt damit nur wenig unter dem der eingeatmeten Luft. Auf den Flächen des buccalen Epithels und der Zahnoberfläche beträgt der Anteil des Sauerstoffs weniger als 1%. Die Zahnfleischfurchen haben ein Redoxpotential, das in der Größenordnung von rH —300 mV liegt und damit vergleichbar ist mit den Verhältnissen im Dickdarm. Für die dentalen Plaques wird ein Redoxpotential von rH —200 mV beschrieben. Es ist daher erklärlich, daß in der Mundhöhle eine mikrobielle Artenvielfalt herrscht und neben ausgesprochen aeroben Formen auch anaerobe, ja extrem sauerstoffempfindliche Mikroorganismen angetroffen werden.

Im Magen-Darm-Kanal nehmen der **Sauerstoffpartialdruck** und damit auch das Redoxpotential von cranial nach caudal ab. Während im Magen noch ein Redoxpotential im positiven Bereich zu erwarten ist, wird es im Duodenum mit rH —150 mV angegeben und fällt weiter ab bis auf rH —250 mV im Dickdarm. Dementsprechend ist von cranial nach caudal eine Abnahme der Aerobier und eine Zunahme der Anaerobier zu erwarten, was sich auch in der quantitativen Kultur eindeutig nachweisen läßt. Obligate Aerobier siedeln in den tieferen Darmabschnitten nicht, sie erscheinen hier nur in der Durchgangsflora.

Entgegen früheren Annahmen wissen wir heute, daß die endogene Flora des weiblichen Genitaltraktes nicht nur aus den mikroaerophilen Vertretern der Gattung *Lactobacillus* besteht, sondern daß hier auch obligate Anaerobier siedeln.

Sogar der aerobe Standort Haut wird von Anaerobiern besiedelt. Dieses Paradoxon erklärt sich z. B. durch die Tatsache, daß Aerobier und Anaerobier Mikroaggregate (Kolonieaggregate) bilden, die bei Frauen größer als bei Männern sind.

Lokale Erhöhungen des **Kohlendioxidpartialdruckes** können für eine Mikrobenpopulation bedeutsam sein. Das gilt für alle Standorte des menschlichen Körpers. Das Kohlendioxid wird nicht nur für die Carboxylierung verwendet, sondern auch für eine Kohlendioxidfixierung und die Glukogenese.

4.1.5. *Wasserstoffionenkonzentration* (pH)

Sie ist ein wichtiger Milieu- und Regelfaktor der mikrobiellen Biozönosen. Für die Standorte Magen, Vagina und Haut dient der schwach bis stark saure pH der Limitierung des mikrobiellen Wachstums bzw. der Auslese hinsichtlich der Ansiedlung bestimmter Mikroorganismen.

Der bekannteste Faktor zur Regulierung der Mikroflora ist die Magensalzsäure. Man spricht sogar von einer Salzsäurebarriere. Die niedrigsten Werte (pH 1—2) stellen für die Mikroorganismen ein ökologisches Pessimum dar oder führen zu ihrer Abtötung. Neben der mikrobiziden Wirkung der Salzsäure muß auf ihren mikrobistatischen Einfluß aufmerksam gemacht werden. Wie wir bei in-vivo-Versuchen mit markiertem *Lactobacillus* fanden, ließen sich oral eingegebene Keime aus dem Duodenalsaft unterschiedlich isolieren. Trat eine vorübergehende Säuerung ein, so waren bestimmte Laktobazillen nicht anzüchtbar, wohl aber zu einem späteren Zeitpunkt nach Erhöhung des pH-Wertes (Abb. 2). Der verwendete Stamm *Lactobacillus casei* ist nicht abgetötet, sondern nur inaktiviert worden und konnte bei steigenden pH-Werten wieder nachgewiesen werden. Der zweite Stamm *Lactobacillus acidophilus* Typ I wird dagegen durch den pH nicht beeinflußt. Damit kommt der Magensalzsäure eine dritte Eigenschaft

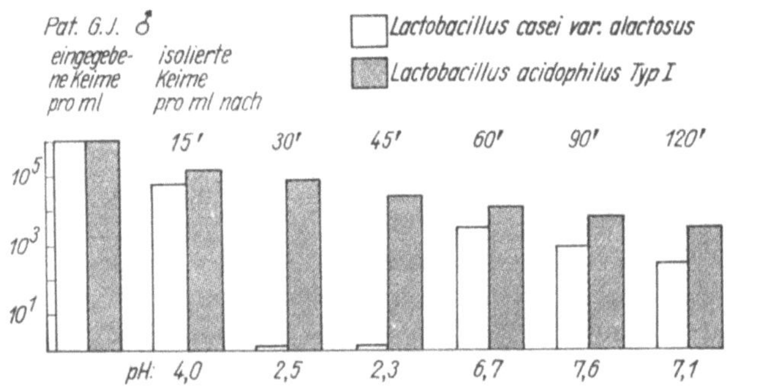

Abb. 2. Unterschiedliche Säureempfindlichkeit von *Lactobacillus*-Species. Passage von 2 markierten Lactobacillus-Arten durch den Magen und Wiederfindungsrate im Duodenum innerhalb 120′. Aus vorübergehend saurem Duodenalsaft kann *Lactobac. casei* var. *alactosus* im Gegensatz zu *Lactobac. acidophilus* Typ I nicht angezüchtet werden (Aus: BERNHARDT, H., u. M. KNOKE: Dt. Z. Verdauungs-, Stoffwechselkr. 32 (1972), 209—211).

zu, die als Selektionsfaktor anzusehen ist. Dieses Merkmal kommt auch darin zum Ausdruck, daß mit fallenden pH-Werten aus dem menschlichen Magen nur noch Hefen und *Lactobacillus* isoliert werden können. Der Nachweis der relativen Säureresistenz bestimmter Gattungen, Arten oder auch Biotypen läßt sich in vitro erbringen.

Für das Biotop Mundhöhle ist der pH-Wert des Speichels wichtig, der zwischen pH 6,0 und 7,5 angegeben wird. Im Mittel beträgt der pH 6,8. Ein Abtöten der Mundhöhlenkeime ist in diesem Bereich nicht zu erwarten. Der Speichel puffert durch seine neutralisierende Wirkung die mikrobiell gebildete Säure ab. Offensichtlich besteht ein Zusammenhang mit der Karies: bei neutralem pH-Wert finden sich am häufigsten kariesfreie Gebisse, bei Neigung zu saurem pH-Wert hingegen ausgeprägte kariöse Veränderungen, während bei einem alkalischen pH die parodontal-entzündlichen Prozesse dominieren.

Der saure pH-Wert der vaginalen Schleimhaut wurde in früheren Jahren im Zusammenhang mit den „DÖDERLEIN-Stäbchen" (*Lactobacillus*) gesehen. Heute wissen wir, daß bei der geschlechtsreifen Frau in Abhängigkeit von dem Östrogengehalt das Vaginalepithel glykogenreich ist. Dieses Glykogen wird enzymatisch zu Milchsäure abgebaut. Der vaginale pH beträgt in dieser Zeit 3.5 bis 4.2. Auch Phosphorsäure ist daran beteiligt. Milchsäure produzieren *Lactobacillus*, *Streptococcus*, *Peptococcus*, *E. coli* u. a. Der saure pH ist ein wichtiger Regelfaktor. Steigt der pH-Wert an, so zeigt sich eine veränderte Mikroflora. In diesem Zusammenhang muß auf die verstärkte Adhärenz der fakultativ pathogenen Hefen bei pH 6 verwiesen werden.

Für die Haut wird der pH-Wert im Mittel mit 5.5 angegeben. Man spricht von einem Säureschutzmantel. Bei bis zum alkalischen Bereich ansteigenden pH-Werten ist ein Überwachsen von pathogenen Bakterien und Hefen bekannt.

4.1.6. *Osmolalität, Ionen und Salze*

Es läßt sich kein Hinweis finden, daß Schwankungen der **Osmolalität** am Standort auf Mikroorganismen einen Einfluß ausüben. So konnten wir zwischen der Osmolalität verschiedener Fraktionen des Duodenalsaftes und verschiedenen Typen der mikrobiellen Besiedlung des oberen Dünndarms keinen Zusammenhang feststellen. Eine Wirkung auf L-Formen (z. B. induziert durch Antibiotika) ist anzunehmen.

Der Einfluß von verschiedenen **Ionen und Salzen** ist im Zusammenhang mit der Keimregulierung nur schwer einzuschätzen. Dazu kommt eine starke pH-Abhängigkeit. Physiologische Veränderungen scheinen toleriert zu werden.

Näheres ist von dem *Thiocyanat-(Rhodanid-)Ion* bekannt. Rhodanidhaltige Präparate werden in der Antiseptik eingesetzt, so daß dem in zahlreichen Organen und Körperflüssigkeiten des Menschen vorkommenden Ion auch ein direkter regulativer Effekt auf Mikroorganismen zugesprochen werden kann. In vivo reicht jedoch seine antimikrobielle Wirkung zur Abwehr nicht aus. Lediglich im sauren Milieu ist ein Einfluß zu erwarten, z. B. im Magensaft, auf der Hautoberfläche oder im entzündlich-azidotischen Gewebe. Die Thiocyanat-Empfindlichkeit der verschiedenen Mikroorganismen ist unterschiedlich. Daraus ergibt sich, daß das SCN^--Ion ein wichtiger Kolonisierungsfaktor für Mikroorganismen sein kann. Ferner kann sich das Thiocyanation in den Biotopen auch auf die Ausbildung der unspezifischen und spezifischen lokalen Immunantwort auswirken. Bedeutungsvoll könnte mikrobiell gebildetes Thiocyanat im Hinblick auf eine Belieferung des Makroorganismus und die damit verbundene Immunstimulation sein.

4.2. Spezielle Milieufaktoren

Wirts- und standortspezifische Besonderheiten sind mechanische Faktoren, antimikrobiell wirkende Stoffe und spezielle Abwehrmechanismen (Tab. 1).

4.2.1. Mechanische Faktoren

Ein **Spüleffekt** wird durch Speichel und Sekrete erreicht. Der Speichelfluß im Mund beträgt etwa 1 ml/min, wobei starke individuelle Schwankungen möglich sind. Damit wird eine größere Menge von Mikroorganismen aus der Mundhöhle eleminiert. Sekrete, von den verschiedenen Drüsen des Magen-Darm-Kanals und der Haut ausgeschieden, haben den gleichen Effekt. So werden z. B. an Magensaft ungefähr 2 ml/min, an Darmsaft etwa 2 ml/min und durch das Pankreas (stimuliert) 3 ml Sekret/min produziert.

Die **Peristaltik**, die normalerweise im Magen-Darm-Kanal von kranial nach kaudal abläuft, sorgt für einen Abtransport der

Speise unter gleichzeitigem Mittransport der Mikroorganismen. Ein gewisser Aufwärtstransport scheint nicht unphysiologisch zu sein. Eine vorübergehende Stagnation tritt am Ileocoekalsphincter auf.

Für die mikrobielle Proliferation, für die Abwärtsbewegung oraler Keime bzw. den Aufwärtstransport faekaler Keime spielt die Intensität der Peristaltik eine Rolle. Bei einer krankheitsbedingten Stase bzw. in peristaltikarmen Blindsäcken des Darms kommt es zu einem erheblichen Keimwachstum. So sahen wir bei Magenausgangsstenosen trotz vorhandener Salzsäure Keimzahlen von 10^6, bei Anacidität sogar bis 10^9/ml Saft. Andererseits beobachteten wir trotz sehr kurzer Darmpassagezeit bei Patienten nach totaler Gastrektomie hohe Keimzahlen im Dünndarmsaft, was auf die Bedeutung anderer Hemmfaktoren im Magen hinweist. Divertikel und in der normalen Passage operativ umgangene Dünndarmabschnitte sind Beispiele für brutkammerähnliche Stagnationsräume mit starker Keimproliferation (Blind-loop-Syndrom).

4.2.2. Antimikrobielle Stoffe

Vom Makroorganismus produzierte Enzyme, Bestandteile von Sekreten und Exkreten u. a. können antimikrobielle Stoffe enthalten. Diese können auch mit der Nahrung aufgenommen werden.

Mikroorganismen sind an mehreren Standorten den vom Makroorganismus produzierten aktiven **Enzymen** ausgesetzt. So ist bekannt, daß die *Lipase* des Speichels wirksam ist gegen pathogene Keime wie *Mycobacterium tuberculosis*, *Treponema*, *Staphylococcus aureus*, *Streptococcus*, *Corynebacterium diphtheriae* und andere. Auch eine gewisse Unempfindlichkeit einiger Menschen gegen den Choleraerreger *Vibrio cholerae* wird durch die bei ihnen erhöhte Lipaseaktivität möglicherweise erklärt. Aktives *Pepsin*, *Trypsin*, *Chymotrypsin* im menschlichen Verdauungstrakt können im Zusammenhang mit dem aktuellen pH-Wert auf einige Mikroorganismen wachstumshemmend wirken. Entscheidend ist der Einfluß der Proteinasen auf die Adhärenz der Mikroorganismen. Durch Abbau von Oberflächenprotein, z. B. an buccalen Epithelzellen, wird das Haften von *Candida albicans* vermindert. Eine unspezifische bakterizide Aktivität wird für die Lactoperoxydase nachgewiesen. Das gleiche gilt für Proteine, die keinen Enzymcharakter haben, wie z. B. das Lactoferrin.

Von den körpereigenen antimikrobiellen Substanzen hat das

Lysozym universelle Bedeutung. Es findet sich in verschiedenen Sekreten und Körperflüssigkeiten. Das Lysozym des Speichels stammt aus den Leukozyten. Es wird als bakteriostatisch und virostatisch eingeschätzt. Daneben regt es die leukozytäre Phagozytose an. Mucopolysaccharide sollen seine Wirkung verringern. Die Lysozymkonzentration der Tränenflüssigkeit ist 1—2 Zehnerpotenzen höher als die des Speichels. Wichtig für das Neugeborene ist der mehrfach höhere Lysozymgehalt der Muttermilch im Vergleich zur Kuhmilch. Dem Lysozym kommt bei der Regelung der Vaginal- und Zervicalflora ebenfalls eine wichtige Rolle zu.

Über die Lysozymverbreitung und Wirksamkeit im Verdauungskanal gibt es unterschiedliche Ansichten. Während im Speichel und im Stuhl häufig aktives Lysozym gefunden wird, sind sein Vorkommen und seine Wirkung im Magen und Dünndarm umstritten. Eigene Untersuchungen, die wir mit Speichel, Magen- und Duodenalsaft durchgeführt haben, weisen seine Aktivität an den beiden erstgenannten Orten, dagegen seine seltenere Wirksamkeit im Duodenalsaft nach. Dazu wurden die Proben jeweils von der gleichen Person entnommen und mit mehreren Methoden getestet.

Im Duodenum wird Lysozym von den Paneth-Zellen produziert. Da es nur selten in aktiver Form nachgewiesen werden kann, ist eine Inaktivierung wahrscheinlich. Sie erfolgt durch die konjugierten Gallensäuren, woraus sich ein Regelkreis ergibt (Abb. 3): Die Inaktivierung des Lysozyms führt zu einer Proliferation der Mikroflora, die ihrerseits vermehrt Gallensäuren dekonjugiert. Damit aber bleibt das Lysozym aktiv, die Mikroflora vermindert sich. Die nun vermehrt anfallenden konjugierten Gallensäuren führen wiederum zur Inaktivierung des Lysozyms. Von den freien Gallensäuren ist auch eine direkte Hemmung der Mikroorganismen bekannt. So hemmt Cholsäure *Lactobacillus* und einige *Bacteroides*-Species, nicht aber *E. coli* oder *Klebsiella*. Desoxycholsäure scheint das Wachstum von *E. coli*, aber auch von hämolysierendem *Streptococcus* und *Staphylococcus* zu beeinflussen. Die Galleempfindlichkeit kann innerhalb einer Gattung speciesspezifisch und deshalb unterschiedlich sein. Diese Eigenschaft wird auch zur Keimdifferenzierung herangezogen. Sie dient z. B. der Unterscheidung der oralen von den intestinalen *Bacteroides*-Arten.

Antimikrobielle Stoffe in der Nahrung und bei der Eiweißverdauung können weitere Faktoren zur Regulierung der Keimflora sein.

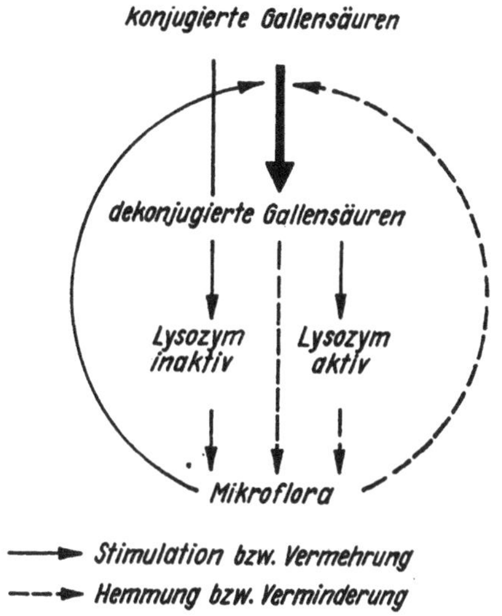

Abb. 3. Regulation der Mikroflora durch Gallensäuren und Lysozym (Aus: BERNHARDT, H. u. M. KNOKE (Hrsg.): Mikroökologie des Magen-Darm-Kanals des Menschen. J. A. Barth Leipzig 1981)

4.2.3. *Abwehrmechanismen*

Der Schutz der Schleimhäute vor der schädigenden Wirkung bakterieller, Nahrungs- und anderer Antigene erfolgt durch verschiedene Mechanismen, von denen dem lokalen immunologischen System eine wichtige Rolle zugesprochen wird. Aber auch die Immunantwort auf zellulärer Ebene ist bedeutsam.

Die Bedeckung von Oberflächen mit Schleim ist ein wirksamer Schutz gegen das Eindringen von Mikroorganismen.

4.2.3.1. *Humorale Immunmechanismen*

Bei der Abwehrfunktion wird den sekretorischen Immunglobulinen (Muco- und Coproantikörper) eine große Bedeutung beigemessen. Sie können hauptsächlich im Speichel, Dünndarm, Stuhl, aber auch in der Muttermilch, Tränenflüssigkeit u. a. nachgewiesen werden. Die Bildung der lokalen Immunglobuline wird erst durch den Kontakt der Zellen mit Mikroorganismen ausgelöst. Keimfreie Tiere und Neugeborene besitzen nur diaplacentar übertragenes IgG. Nach mikrobieller Kontamination gelingt es, Plasmazellen und die von ihnen produzierten Immunglobuline nachzuweisen. Es ist wahrscheinlich, daß die lokalen Immunglobuline auf der Schleimhautoberfläche eine schützende Schicht bilden, die den Makroorganismus als erste immunologische Barriere vor viralen und bakteriellen Infektionen bewahrt. Durch sie werden das Penetrationsvermögen von Mikroorganismen bzw. ihr Haften gehemmt. Ohne Adhäsion der Mikroorganismen an den Zelloberflächen kann die destruierende Wirkung der mikrobiellen Enzyme und Toxine nicht zur Wirkung kommen. Viren werden durch das S-IgA neutralisiert, und ihre Replikation wird in der Mucosa verzögert. Das S-IgA kann die Phagozytose und die intrazelluläre Abtötung fördern.

Die Ohr- und Submandibularspeicheldrüsen produzieren IgA, IgG und IgM. IgG und IgM kommen nur in geringer Menge vor und sind mit dem Serumimmunglobulin identisch. IgA wird reichlicher gebildet und entspricht dem dimären IgA-Molekül. Ein verminderter IgA-Gehalt kann mit einer erhöhten Kariesanfälligkeit verbunden sein. Fragen der lokalen Abwehr im Darm betreffen ebenfalls in erster Linie das S-IgA. Es ist bekannt, daß die Sekretorkomponente das Molekül vor den Verdauungsenzymen schützt. Eigene Untersuchungen zum Immunglobulingehalt im Duodenalsaft bei Patienten mit verschiedenen gastrointestinalen Erkrankungen weisen aus, daß bei Dysbiose mit hohen Keimzahlen verschiedener Gattungen eine signifikante Erhöhung des IgA, weniger ausgeprägt des IgG, im Vergleich zu Gesunden festzustellen ist. Dysbiosen im Dickdarm führen zu einer Verminderung des Abbaus einiger Immunglobuline, wodurch ihr Konzentrationsanstieg in den Coprofiltraten bedingt wird.

Immunglobuline werden auch von der Haut ausgeschieden. Vorwiegend handelt es sich um IgG, weniger um IgA. IgM wird selten gefunden, sein Vorkommen hat eine pathologische Bedeutung. Auch IgD und Tetanus-Antikörper werden nachgewiesen. Abwehrmechanismen auf der Haut bestehen sowohl in unspezifischen als auch in spezifischen Reaktionen.

4.2.3.2 Zelluläre Immunmechanismen

Von den zellulären Immunmechanismen sind die phagozytären Abwehrreaktionen am besten bekannt. Sie stellen einen bedeutenden Schutzmechanismus gegen das Eindringen von Mikroorganismen dar. Granulozyten nehmen Mikroorganismen mittels Phagozytose auf und töten sie ab. Der Vorgang wird durch Anwesenheit von Opsoninen im Blut beschleunigt, dagegen durch vom Mikroorganismus ausgeschiedene Leukocidine gehemmt. Eine besondere Form der Phagozytose ist in der Mundhöhle feststellbar. Die sogenannten Speichelkörperchen sind Leukozyten, die als Mikrophagen Keime phagozytieren. Ihre Zahl steigt bei entzündlichen Schleimhautveränderungen sprunghaft an.

Im Respirationstrakt spielen die Alveolarmakrophagen bei der Keimabwehr eine bedeutende Rolle.

4.2.3.3. Weitere Abwehrmechanismen

Auf die Wirkung der *Opsonine* wird im Zusammenhang mit der Phagozytose eingegangen. Sie begünstigen eine schnelle Phagozytose, indem sie einen guten Kontakt bewirken zwischen dem Fremdkörper und der Oberfläche der Phagozyten. Auch denaturierte Zellen oder veränderte Mikroorganismen haben eine Affinität zu Opsoninen und fallen dadurch der Phagozytose anheim. Opsonine unterstützen also den Mechanismus zur Ausscheidung von Fremdkörpern.

Properdin ist ein weiterer Serumbestandteil, der bakterizid gegen Erreger, insbesondere gramnegative Keime, wirksam ist. Darüber hinaus inaktiviert er Viren und Bakteriophagen sowie Protozoen. Properdin wird als ein Serumprotein angesehen, das sich von den Immunglobulinen unterscheidet. Auch das im Serum vorhandene Komplement bzw. die verschiedenen Komplementfaktoren sind für die mikrobizide Wirkung des Blutes und des Plasmas wichtig. Das Komplement verstärkt die Wirkung von Properdin und Antikörpern. Der Antigen-Komplement-Komplex kann die Zellwand gramnegativer Bakterien schädigen. Eine Mikrobizidie tritt jedoch erst im Zusammenwirken mit Lysozym ein.

4.2.3.4 Beziehungen zwischen Immunität und Kolonisation

Ein besonderes Problem stellt die immunologische Antwort des Wirtes auf die körpereigene Flora dar. Mit verfeinerter Technik konnte eine humorale Antikörperbildung auch gegen autochthone Mikroorganismen nachgewiesen werden, jedoch sind die Mengen sehr gering. So werden im Serum Antikörper gegen *Bacteroides vulgatus*, *Fusobacterium*, *Propionibacterium acnes* gefunden. Die Bildung von lokalen Antikörpern gegen die autochthone Mikroflora läßt sich nur schwer nachweisen. Dieses gelang in Einzelfällen gegen orale Bakterien und intestinale *E. coli*, jedoch nicht gegen andere Stämme.

Die Immunantwort kann die Siedlung verhindern, einige Mikroorganismen siedeln jedoch in Gegenwart lokaler und humoraler Antikörper. Mit der Immunantwort und den beschriebenen Abwehrmechanismen verfügt der Makroorganismus zusammen mit den mikrobiellen Adhärenzphänomenen über die Möglichkeit, eine Kolonisation zuzulassen, abzuweisen oder auf andere Orte zu verlagern (Kolonisationshift). Somit besteht die Tendenz des Makroorganismus, mit Hilfe seiner autochthonen Mikroflora die Kolonisation von Fremdkeimen zu verhindern oder zu unterdrücken. Die sich daraus ableitende Schutzfunktion hat in der praktischen Medizin zu den Behandlungsmaßnahmen der „selektiven Dekontamination" geführt, deren Wirksamkeit sich in einer Lebensverlängerung des Makroorganismus nachweisen läßt (s. Kap. 10.4.).

4.2.3.5. Schleimhaut als Schutzmechanismus

Mit Ausnahme der Haut sind die Oberflächen mikrobieller Siedlungsorte mit einer Schleimhaut ausgekleidet. Die von ihr gebildete Schleimschicht bietet schon mechanisch einen Schutz der Epithelien gegen das Eindringen von Mikroorganismen. Dadurch werden günstigere Voraussetzungen für ihren Abtransport geschaffen. Wichtigster Bestandteil ist das aus hochmolekularen Glukoproteinen bestehende Mucin. Die gute Haftfähigkeit dieser Schicht bedingt ein Abfangen und Umhüllen von Mikroorganismen, was nicht nur mechanisch zu sehen ist. Chemisch unterschiedliche Mucine sind auch in ihrer antimikrobiellen Aktivität verschieden. Die Menge an Mucin wird von den Mikroorganismen selbst beeinflußt. Eine Zunahme bei Infektionskrankheiten wird beschrieben. Andere Untersuchungen deuten gerade auf einen mikrobiellen Abbau der Mucine hin.

Wesentlicher Bestandteil des Schleims der mukösen Drüsen in der Mundhöhle sind Glucosamine und Hexogluconate. Die Schleimschicht des Magens bildet gleichzeitig eine Barriere, die das Epithel vor Andauung schützt. Sie reagiert neutral oder alkalisch. Im Dünndarm ist der Bürstensaum der Zotten ebenfalls in eine Schleimschicht eingebettet (Glycocalyx). Auch der Dickdarm enthält nach Reabsorption der Flüssigkeit aus dem Sekret reichlich hochviskösen Schleim. In der Vagina spielt die Schleimschicht in ihrer beschriebenen Funktion eine wichtige Rolle.

Der Respirationstrakt sowie die Nasen- und Nebenhöhlen sind

mit einem Flimmerepithel versehen, das durch seine Bewegung wesentlich zur Selbstreinigung beiträgt. Es lassen sich eine oberflächliche visköse Flüssigkeitsschicht, die das zu transportierende Material enthält, und eine tiefe Schicht seröser Flüssigkeit, in der die Flimmern schlagen, unterscheiden. Die Menge des Bronchialsekrets wird auf 10 ml/kg/24 h geschätzt. Es enthält Polysaccharide, Mucoproteine, Albumine und Globuline. Der pH-Wert liegt zwischen pH 7 bis 8. Nur das normal zusammengesetzte Sekret kann seine Funktion der Reinigung erfüllen.

4.3. Siedlungsfaktoren

Zu den Faktoren, die den Mikroorganismen das Siedeln ermöglichen, gehören die mikrobiell und die vom Wirt gegebenen Haftmöglichkeiten.

4.3.1 Haftfähigkeit

Die Fähigkeit der Mikroorganismen, an der Oberfläche verschiedenartiger Zellen zu haften, ist eines der Phänomene, die die Kolonisierung von Mikroorganismen im Makroorganismus bestimmen. Diese Haftfähigkeit determiniert als Hauptfaktor die Art der Mikroorganismen am jeweiligen Standort. Man spricht von „*Assoziation*", wenn unspezifische oder unbekannte Faktoren das Haften an der Mucosaoberfläche bedingen. Als Spezialfall der Assoziation wird die *Adhäsion* (*Adhärenz*) angesehen, bei der eine spezifische Oberfläche-Ligandenbildung vorliegt. Die Ausbildung spezieller Haftorganellen (Pili) wird für zahlreiche, vor allem pathogene Species beschrieben. Am bekanntesten sind die Kolonisierungsfaktoren bei *E. coli*, wie K 88, K 99 und CFA. Sie bestimmen ganz wesentlich die Virulenz dieser Stämme.

In der Mundhöhle entscheiden Assoziations- und Adhäsionsphänomene über die Verteilung verschiedener oraler Bakterien an den Zähnen oder epithelialen Oberflächen. Man spricht von einem Gewebstropismus der autochthonen Mikroflora. So wird z. B. das Vorkommen von *Streptococcus mutans* auf der Zahnoberfläche, von *Streptococcus sanguis* auf der Wangenschleimhaut und von *Streptococcus salivarius* auf der Zungenoberfläche mit ihrer unterschiedlichen Haftfähigkeit erklärt. Für die Haftung an oralen Zellen scheinen die Lipoteichoinsäuren von *Streptococcus* bedeutsam zu sein. Bei *Streptococcus mutans* sind es auch die extrazellulären Glucane. Oberflächenaktivitäten spielen bei der Plaquesbildung in der Mundhöhle eine Rolle. Diese Aggregation von Mikroorganismen, Glucoproteinen des Speichels und anorganischen Salzen zeigen eine Abhängigkeit von der Ernährung, insbesondere von der Zufuhr der Saccharose. Auf dem primär haftenden *Streptococcus* bilden sich vielfache Bakterienschichten. Die Bakterienoberflächen haben zahlreiche Reaktionsplätze. Die Adhäsions- und Assoziationsproblematik im Bereich des Gastrointestinaltrakts ist bisher nur bei verschiedenen Tiergruppen relativ gut erforscht. Bekannt sind dichte Schichten von *Lactobacillus* auf dem nicht sezernierenden Magenepithel von Nagern. Bei Wirt und Mikroorganismen liegt eine strenge Artspezifität vor. Auch in der Specieszusammensetzung spiegelt sich eine Standortbindung wider. Die intestinalen *Bacteroides*-Species siedeln z. B. nicht an oropharyngealen bzw. urogenitalen Standorten. Die Besiedlung des Dünndarms verschiedener Tiere mit filamentösen Mikroorganismen ist beschrieben worden. Diese haften mit ihrer Spitze an der Bürstensaummembran. Wir fanden diese Form der Keimadhärenz rasterelektronenmikroskopisch auch auf der Dünndarmschleimhaut des Menschen im Falle eines mikrobiellen Overgrowth-Syndroms bei jejunokolischer Fistel (Abb. 1).

Zahlreiche weitere Varianten des Haftens von autochthonen Mikroorganismen wurden bei Katzen, Hunden, Hühnern und Schweinen bekannt. Im menschlichen Dickdarm wurde die Adhäsion elektronenmikroskopisch für *Spirochaeta* gezeigt. Sicher ist dagegen die mikrobielle Assoziation, die am und im Schleim stattfindet, vor allem bei krankhaften Veränderungen. So wird die Adhärenz von *Candida albicans* an Epithelzellen durch Chymotrypsin und Trypsin gehemmt. Adhärenzphänomene spielen auch in der Vagina eine Rolle. Es läßt sich zeigen, daß bei einer Adhärenz von vaginalem *Lactobacillus* weniger Candidazellen haften können. Die Adhärenz von *Candida* ist im neutralen oder schwach sauren Bereich größer als bei pH 3 bis 4.

4.3.2. Schleim als Schutz- und Haftmöglichkeit

Für einige Mikroorganismen, so für *Streptococcus* und *Lactobacillus*, werden konservierende Eigenschaften des Schleims nachgewiesen. Es gibt auch Keime, die Mucine als Kohlenstoff- und Energiequelle benutzen können. Dies kann als evolutionäre Adaptation der autochthonen Mikroflora gedeutet werden.

4.4. *Intermikrobielle Beziehungen*

Die Beziehungen der Mikroorganismen untereinander, mikrobielle Syn- und Antagonismen, haben regulative Bedeutung für die Entstehung, Entwicklung und Erhaltung der Biozönose. Sie sind zugleich auch Mechanismen, die die Siedlung allochthoner Mikroorganismen begrenzen oder verhindern. Neben einer Reihe von Mikroorganismen, die für den Menschen „harmlos" sind, trifft das in besonderem Maße für die pathogenen Keime zu. In eine bestehende Biozönose eindringende Keime können sich unterschiedlich, je nach ihrer Herkunft, verhalten. Mikroorganismen, die einem ähnlichen Habitat entstammen, werden sich eher ansiedeln und vermehren als solche, die aus einem völlig anderen Milieu kommen.

Eine antagonistische Beziehung der Mikroorganismen untereinander läßt sich auf verschiedene Prinzipien zurückführen.

4.4.1. *Nährstofflimitation und Substratkonkurrenz*

In Mischkulturen ist eine gegenseitige Hemmung durch den Verbrauch nutzbarer Nährstoffe die Regel. Mikroorganismen mit schneller Generationsfolge sind zunächst im Vorteil. Bei geringen Substratkonzentrationen können langsam wachsende Keime begünstigt werden. Denkbar wäre so die Begünstigung der langsam wachsenden Anaerobier im Dickdarm im Verhältnis zu den viel schneller wachsenden fakultativen Aerobiern. Auch die Affinität der Mikroorganismen zu einem Substrat ist von Bedeutung. So verwerten die Mikroorganismen in den dentalen Plaques der Mundhöhle praktisch alle Zucker als ihr Substrat. Die Affinität bestimmter Species zu diesem Substrat verschafft ihnen Vorteile im Wachstum gegenüber anderen Species.

4.4.2. *Hemmung der Stoffaufnahme*

Bekannt sind innerartliche antagonistische Effekte bei der Aufnahme von essentiellen Stoffen. So hemmen bestimmte Stämme von *Staphylococcus aureus* die Aufnahme von Nicotinamid bzw. von Threonin durch virulente *Staphylococcus*-Stämme. Welche Stoffaufnahme gehemmt wird, hängt von den Medien ab, in denen die Stämme kultiviert werden. Damit erklärt sich möglicherweise ökologisch die Beobachtung, daß Säuglinge, die *Staphylococcus-aureus*-Stämme einer gesunden Person aufgenommen hatten, vor dem Angehen einer Infektion durch einen virulenten Stamm ihrer Umgebung geschützt waren.

4.4.3. *Metabolitenhemmung*

Von den vielfältigen Möglichkeiten der Metabolitenhemmung seien hier 2 häufiger vorkommende Wege angeführt. Bekannt ist die Hemmung durch Wasserstoffsuperoxid, das einen deutlichen bakteriostatischen Effekt zeigt. In vivo ist z. B. die Ausscheidung von H_2O_2 durch *Streptococcus sanguis* nachgewiesen, der damit andere *Streptococcus* oder auch *Corynebacterium* oder *Actinomyces* hemmen kann. Ferner sei an dieser Stelle auf die Dekonjugation der Gallensäuren und die Lysozymreaktivierung durch konjugierte Gallensäuren verwiesen, was den bereits beschriebenen Regelmechanismus ergibt. Die Bildung von flüchtigen und nichtflüchtigen kurzkettigen Fettsäuren ist ein weiterer antagonistisch wirkender Faktor. Die von den strengen Anaerobiern gebildeten Fettsäuren hemmen das Wachstum von *E. coli* und anderen Mikroorganismen. Das gleiche trifft zu für Schwefelwasserstoff, der als wichtiger Faktor der Repression von *E. coli* durch die Anaerobier erkannt worden ist. Diese Faktoren wirken besonders bei niederem Redoxpotential und sind zweifellos eine Möglichkeit, die bestehende Biozönose vor „Eindringlingen“ oder „Außenseitern“ zu schützen.

4.4.4. *Milieuänderung*

Durch die mikrobielle Bildung von organischen Säuren kann der pH-Wert so weit gesenkt werden, daß er für andere Mikroorganismen das ökologische Minimum oder Pessimum erreicht. So greift z. B. die von *Lactobacillus* und anderen gebildete Milchsäure regulierend in die Biozönose ein (Kapitel 4.1.5.). Durch mikrobielle Stoffwechselprodukte wird auch die Peristaltik des Darmes angeregt und damit die Kolonisation anderer Mikroorganismen beeinflußt. Auch an dieser Stelle sei noch einmal verwiesen auf die Tatsache, daß durch das Wachstum der Aerobier und den damit verbundenen Verbrauch von Sauerstoff das so erniedrigte Redoxpotential den Anaerobiern das Wachstum ermöglicht.

4.4.5. *Produktion von Bacteriocinen und Antibiotika*

An den verschiedenen Standorten werden sowohl Bacteriocine als auch antibiotisch wirkende Substanzen produziert. Die ökologische Bedeutung ist schwer einzuschätzen, da z. B. von den mikrobiellen Plaques der Mundhöhle Produzenten und sensitive Formen gleichermaßen isoliert werden können. Die Übertragung von Colicin-Faktoren im Darm ist als wahrscheinlich anzusehen. Eine besondere ökologische Bedeutung haben Stämme, deren Plasmide Col- und R-Gene gekoppelt tragen. Sie besitzen einen doppelten Selektionsvorteil. Am Beispiel der Haut kann gezeigt werden, daß von Bakterien produzierte Antibiotika Bedeutung für die Ansiedlung bzw. Abwehr pathogener Keime haben können. Von den *Micrococcus*-Stämmen auf der menschlichen Haut produzieren 20% ein niedermolekulares Antibiotikum, das gegen zahlreiche Mikroorganismen wirksam ist. Deshalb können z. B. gramnegative Mikroorganismen erst dann siedeln, wenn die grampositiven Keime durch Chemotherapeutika vernichtet werden. Die autochthone Flora der Haut kann Lipide metabolisieren. Die dabei entstehenden Fettsäuren wirken mikrobistatisch und hemmen die Vermehrung von Bakterien und Pilzen.

Groß ist die Zahl der beschriebenen Hemmeffekte mit noch nicht geklärten Zusammenhängen. Das betrifft die verschiedensten Mikroorganismen. Als Beispiele seien genannt: *Staphylococcus-aureus*-Stämme der Haut sind aktiv gegen *Corynebacterium* und *Streptococcus*. In vitro-Versuche zeigten, daß aus dem Stuhl gesundener Erwachsener isolierte Stämme eine Hemmung von *Bact. fragilis* bewirkten, nicht jedoch die *Bifidobacterium*-Stämme hemmten. Solche Befunde erscheinen ökologisch gesehen im günstigen Licht, da *Bacteroides fragilis* in der Normalflora nur einen geringen Prozentsatz ausmacht und als Infektionserreger bedeutsam ist. Von alphahämolysierenden und anhämolytischen *Streptococcus* spp. und *Neisseria* spp. ist bekannt, daß sie die Kolonisierung von betahämolysierenden *Streptococcus* spp. verhindern. Es ist ebenso augenscheinlich, daß bakterielle Interferenzen die Bildung der dentalen Karies begrenzen können. Abschabungen von gesunden Zahnoberflächen haben weniger *Streptococcus mutans* und mehr *Actinomyces* und *Streptococcus salivarius* als solche von kariösen Oberflächen. Der mikrobielle Antagonismus ist im Hinblick auf die pathogenen Keime von besonderem Interesse. So verdrängt *E. coli* implantierte *Vibrio cholerae* und *Shigella*. Es sind auch Antagonismen von Bakterien gegen Hefen bekannt. So hemmen z. B. gramnegative Anaerobier der Mundhöhle das Wachstum von *Candida albicans*. Antagonismen zwischen Hefen und *Mycoplasma* sowie zwischen *Mycoplasma* und Viren sind ebenfalls beschrieben worden.

4.4.6. Synergismen

Synergistische Beziehungen können durch günstige Umweltbedingungen entstehen, durch die Produktion von Wachstumsfaktoren, durch Transfer der antibiotischen Resistenz sowie durch die Produktion von Substraten, die andere Mikroorganismen verwerten können. Das bekannteste Beispiel ist das gemeinsame Wachstum von Anaerobiern und Aerobiern in der Mundhöhle und auf der Haut (s. Kapitel 8.1. u. 8.5.). Auch die mikrobielle Sukzession in den dentalen Plaques ist ein mikrobieller Synergismus (s. Kapitel 8.1.1.). Es besteht auch ein Synergismus hinsichtlich der Wachstumsfaktoren für anspruchsvolle Keime wie *Spirochaeta* und *Bact. melaninogenicus* sowie der Nährstoffversorgung durch die extrazellulären Polysaccharide.

5. Stoffwechselfunktionen der Mikroorganismen

Wie alle Lebewesen benötigen auch die Mikroorganismen für ihre Existenz eine Reihe von Nährstoffen, die aus der Umgebung bezogen und mit Hilfe von Enzymen und Transportsystemen verwertet werden. Die Stoffwechselmöglichkeiten der Mikroorganismen sind insgesamt gesehen äußerst vielgestaltig und übertreffen auf zahlreichen Gebieten sogar die des Makroorganismus. Auf diese Weise sind sie in der Lage, sich mit äußerster Schnelligkeit an Veränderungen der Umwelt anzupassen, was auch für den Wirt gewisse Vorteile mit sich bringen kann. Als Ergebnis entstehen mannigfaltige Stoffwechselprodukte, die wiederum das umgebende Milieu beeinflussen.

Diese Vorgänge sind an allen mikrobiellen Standorten nachweisbar. Beim Menschen sind sie bisher am besten für den Magen-Darm-Kanal untersucht worden, wo sie eine besonders große Rolle spielen. So ist die Stoffwechselaktivität der Darmbakterien durchaus mit der der Leber vergleichbar. Über 400 verschiedene Species mit ihrem jeweils charakteristischen Enzymbesatz sind vor allem im Dickdarm prinzipiell in der Lage, eine nicht überschaubare Anzahl von chemischen Reaktionen durchzuführen. Sie können bei Bedarf sogar für das gleiche Substrat verschiedene Stoffwechselwege gehen. Von den vielfältigen Reaktionsmöglichkeiten sind auch heute entsprechend ihrer Bedeutung für den Menschen nur relativ wenige bekannt und bestimmten Mikroorganismen-Species zuzuordnen. Eine unvollständige Übersicht wird in der Tabelle 2

Tabelle 2

Bedeutsame mikrobielle Stoffwechselreaktionen

Reaktion/Substrate/Metaboliten/Beispiele	Mikrobielle Enzyme	Gattung, Art
1. **Hydrolyse**		
1.1. Kohlenhydrate:		
1.1.1. Polysaccharide → Oligosaccharide		
Cellulose	Cellulase *E. C. 3.2.1.4*	*E. coli*, *Bacteroides*, *Bifidobacterium*, *Eubacterium*
Hemicellulose (Xylan)	β-Xylanase *E. C. 3.2.1.8*	*Clostridium*, *Bacteroides*, *Bifidobacterium*
Pectin		*Bacteroides*, *Eubacterium*
Stärke, Glykogen	α- und β-Amylase *E. C. 3.2.1.1* bis *2*	
Glykogen u. andere	Laminarinase (β-Glucanase)	*Bacteroides*
Glucane	*E. C. 3.2.1.6*	
	Endo-1,3-α-glucanase *E. C. 3.2.1.59*	Hefen
	Exo-1,6-α-glucosidase *E. C. 3.2.1.70*	*Streptococcus*
Hyaluronsäure	Hyaluronoglucosidase *E. C. 3.2.1.35*	*Staphylococcus*, *Pityrosporum*
	Hyaluronoglucuronidase *E. C. 3.2.1.36*	*Staphylococcus*, *Pityrosporum*

(Fortsetzung Tabelle 2)

Reaktion/Substrate/Metaboliten/Beispiele	Mikrobielle Enzyme	Gattung, Art
Hyaluronsäure	Hyaluronat-Lyase *E. C. 4.2.2.1* (= Hyaluronidasen)	*Propionibacterium*
Chondroitinsulfate	Chondroitinsulphatase (Chondroitinase) *E. C. 3.1.6.4*	*Bacteroides*
Acylneuraminsäuren (Sialinsäure)	Neuraminidase (Sialidase) *E. C. 3.2.1.18*	*Streptococcus, Micrococcus, Clostridium, Bacteroiodes, Neisseria*
1.1.2. Disaccharide → Monosaccharide	z. B. β-Galactosidase (Lactase) *E. C. 3.2.1.23*	*Lactobacillus, Strept. faecalis, Bacteroides, Eubacterium, E. coli* u. a.
	β-Fructofuranosidase (Saccharase) *E. C. 3.2.1.26*	*Clostridium, Lactobacillus, Bifidobacterium*
	α-Glucosidase (Maltase) *E. C. 3.2.1.20*	*Clostridium, Lactobacillus, Bifidobacterium, Eubacterium, Fusobacterium*
	β-Glucosidase (Cellobiase) *E. C. 3.2.1.21*	*Strept. faecalis, Lactobacillus, Bifidobacterium,* (*Bacteroides*)
1.2. C—N-Bindung:		
1.2.1. Proteine → Peptide	Proteinasen *E. C. 3.4.21—24*	*Bact. oralis, Fusobacterium, Peptostreptococcus, Strept. faecalis/faecium, Staphylococcus, Propionibacterium*
Kollagen	Collagenase *E. C. 3.4.24.3*	*Bact. melaninogenicus, Clostridium, Staphylococcus*

1.2.2.	Peptide → Aminosäuren	Peptidasen *E. C. 3.4.11—15*	
	z. B. β-Aspartylglycin	β-Aspartyldipeptidase *E. C. 3.4.13.10*	Anaerobier
1.2.3.	Amidine, Amide → Amine	z. B. Arginase *E. C. 3.5.3.1*	z. B. *Lactobacillus*, *Staphylococcus*
1.2.4.	β-Lactame	Penicillinase *E. C. 3.5.2.6*	*E. coli*, *Proteus*, *Enterobacter*, *Staphylococcus*
		Cephalosporinase *E. C. 3.5.2.8*	
1.2.5.	Harnstoff → $NH_3 + CO_2$	Urease *E. C. 3.5.1.5*	*Klebsiella*, *Enterobacter*, *Proteus*, (*E. coli*), *Neisseria*, *Pseudomonas*, *Staphylococcus*, *Bacteroides*, *Clostridium*, *Bifidobacterium*, anaer. *Lactobacillus*, *Eubacterium*, *Peptostreptococcus*
1.3.	N—N-Bindung:		
	N-Nitrosamine, z. B. Dimethyl-, Diphenylnitrosamin → sek. Amine		*Lactobacillus*, *E. coli*, *Bifidobacterium*, *Bacteroides*
1.4.	Glykoside:	Glykosidasen *E. C. 3.2*	
1.4.1.	Herzglykoside: Lanatosid A, k-Strophanthosid	β-Glucosidase *E. C. 3.2.1.21*	*Strept. faecalis*, *Bacteroides*, *Bifidobacterium*, *Lactobacillus*
1.5.	Konjugate:		
1.5.1.	Aminoverbindungen: z. B. Glycin-, Taurinkonjugate der Gallensäuren → freie Gallensäuren	Hydrolasen	*Clostridium*, *Strept. faecalis/faecium*, *Bifidobacterium*, *Bacteroides* u. a. (s. Tab. 5)

(Fortsetzung Tabelle 2)

Reaktion/Substrate/Metaboliten/Beispiele	Mikrobielle Enzyme	Gattung, Art
1.5.2. Glucuronidkonjugate: z. B. Gallenfarbstoffe, Steroide, Chloramphenicol	β-Glucuronidase *E. C. 3.2.1.31*	*E. coli*, *Clostridium*, (*Bacteroides*)
1.5.3. Sulfatkonjugate: Steroide (Pregnenolon, Corticosteron u. a.), Cyclamat	Sterolsulfatase *E. C. 3.1.6.2* Arylsulfatase *E. C. 3.1.6.1*	
1.6. Lipide:	Carboxylesterhydrolasen *E. C. 3.1.1*	
1.6.1. Triglyceride (Fette und Öle)	Triacylglycerol-Lipase *E. C. 3.1.1.3*	*Propionibacterium*, *Corynebacterium* u. a.
1.6.2. Wachse		
1.6.3. Phospholipide: Lecithin	Phospholipasen *E. C. 3.1.1.4—5*	*Clostridium*, *E. coli*, *Bacteroides*, *Bifidobacterium*
2. Reduktion		
2.1. Gallenfarbstoffe (Bilirubin)	z. B. Biliverdin-Reductase *E. C. 1.3.1.24*	*Clostridium*, *E. coli* u. a.
2.2. Carbonylverbindungen: Aldehyde, Ketone → prim. u. sek. Alkohole	z. B. Alkoholdehydrogenase *E. C. 1.1.1.1*	

2.3.	N-Derivate:		
2.3.1.	Nitroverbindungen → primäre Amine z. B. Chloramphenicol	Nitroreductase	*E. coli, Bact. fragilis, Bifidobacterium, Clostridium, Strept. faecalis, Peptostreptococcus, Proteus, Bac. subtilis*
2.3.2.	Nitratverbindungen	Nitrat-Reductase *E. C. 1.6.6.3*	*E. coli, Enterobacter, Eubacterium, Bacteroides, Bifidobacterium, Staphylococcus, Clostridium* u. a.
2.3.3.	Nitritverbindungen	Nitrit-Reductase *E. C. 1.6.6.4*	*E. coli* (*Staph. aureus*)
2.3.4.	Azoverbindungen: Sulfamidochrysoidin (Prontosil[R]) → Sulfanilamid Sulfasalazin → 5-Aminosalicylsäure + Sulfapyridin zahlreiche Nahrungsfarbstoffe	Azo-Reductase	*Clostridium, Lactobacillus, Strept. faecalis, Bifidobacterium, Bacteroides, E. coli*
2.4.	C=C-Verbindungen: Cholesterol → Coprostanol, Etynodioldiacetat	(Steroid-Reductasen)	*Bifidobacterium, Bacteroides, Clostridium, Eubacterium*
3.	**Weitere Oxidoreduktionen**		
3.1.	Primäre Gallensäuren → sekundäre Gallensäuren („Dehydroxylierung“)	Steroid-7α-monooxygenase (Steroid-„7α-Dehydroxylase“) *E. C. 1.14.*	*Bacteroides, Bifidobacterium, Clostridium, E. coli* u. a. (s. Tab. 5)
3.2.	Steroide („Dehydrogenierung“), z. B. Kontrazeptiva	„Dehydrogenasen“	*Clostridium, E. coli*

(Fortsetzung Tabelle 2)

Reaktion/Substrate/Metaboliten/Beispiele	Mikrobielle Enzyme	Gattung, Art
3.3. 3,4-Dihydroxyphenylalanin (L-Dopa)		
3.4. C-Oxygenierung (C-Hydroxylierung) z. B. Nahrungsfettsäuren → Hydroxyfettsäuren		*Clostridium*, *Bifidobacterium*, *Bacteroides*, weitere Anaerobier, *Enterobacteriaceae*, *Strept. faecalis/faecium*
Aromaten → Phenole		
4. Komplexe Reaktionen		
4.1. Hexosen (vor allem Glukose):		
4.1.1. Glykolyse → C_3-Körper → $CO_2 + H_2O$	glykolytische Enzymkette	zahlreiche Mikroorganismen
4.1.2. Gärungen → Milchsäure, flüchtige Fettsäuren, Ethanol, Butanol, H_2, CO_2 u. a.	Gärungsenzyme	*Lactobacillus*, homoferm. *Streptococcus*, *Bifidobacterium*, *E. coli*, *Enterobacter*, *Prot. vulgaris*, *Propionibacterium*, *Clostridium*, *Eubacterium*, *Fusobacterium*, *Peptococcus*, *Peptostreptococcus* u. a.
4.2. Pentosen, z. B. D-Xylose	Pentosephosphat-Enzymkette	*Bacteroides*, *Bifidob. adolescentis*, *Clostridium*, *Klebsiella*, *Enterobacter*
4.3. Methan-Bildung		*Methanobacterium ruminantium* *Methanobrevibacter smithii*

4.4.	Schwefelwasserstoff-Bildung		*Bacteroides, Eubacterium, Desulfovibrio desulfuricans, Desulfomonas pigra*
5.	**Decarboxylierung**	Decarboxylasen *E. C. 4.1.1*	*E. coli, Clostridium, Bact. fragilis, Bifidobacterium,* weitere Anaerobier, *Proteus*
5.1.	Aminosäuren → primäre Amine:		
	L-Ornithin → Putrescin	Ornithin-Decarboxylase *E. C. 4.1.1.17*	*E. coli, Proteus, Serratia, Clostridium, Bacteroides, Bifidobacterium*
	L-Lysin → Cadaverin	Lysin-Decarboxylase *E. C. 4.1.1.18*	*E. coli, Serratia, Klebsiella, Clostridium, Bacteroides*
	L-Histidin → Histamin	Histidin-Decarboxylase *E. C. 4.1.1.22*	*E. coli, Bacillus spp.*
	L-Tryptophan → Tryptamin L-Hydroxytryptophan → Serotonin	Aromatische L-Aminosäure-Decarboxylase *E. C. 4.1.1.28*	*Strept. faecium, Bacillus spp.*
	L-Tyrosin → Tyramin	Tyrosin-Decarboxylase *E. C. 4.1.1.25*	*E. coli, Strept. faecalis, Bacillus spp.*
5.2.	Hydroxybenzoesäuren → Phenole	p-Hydroxybenzoat-Decarboxylase *E. C. 4.1.1.61*	
5.3.	(Tryptophan →) Indol-3-essigsäure → Skatol		
6.	**Desaminierung**	Aminosäure-, Amin-Desaminasen	
6.1.	Oxidative Desaminierung: Zyklische Aminosäuren → Indol, Skatol, Kresol u. a.		*Bacteroides, Bifidobacterium, Clostridium,* (*E. coli*), *Proteus spp., Bacillus spp.*
	Amine: Amphetamin, Propranolol, Tyramin	Tyramin-Oxidase *E. C. 1.4.3.9*	

(Fortsetzung Tabelle 2)

Reaktion/Substrate/Metaboliten/Beispiele	Mikrobielle Enzyme	Gattung, Art
6.2. Desaturative Desaminierung: z. B. L-Asparaginsäure	Aspartat-Ammoniak-Lyase (Aspartase) *E. C. 4.3.1.1*	*E. coli*, verschiedene Anaerobier, *Proteus*, *Klebsiella*
6.3. Hydrolytische Desaminierung: Aminosäuren (Serin, Tyrosin),		*E. coli*
Amine, Harnstoff	Urease *E. C. 3.5.1.5*	s. 1.2.5.
6.4. Reduktive Desaminierung: z. B. 3,4-Dihydroxy-phenylamin (L-Dopa), Tryptophan, Tyramin		*Bacteroides*, *Clostridium*, *Lactobacillus*, *E. coli*, *Proteus*
7. Demethylierung		
Cholin		*Clostridium*, *Bacteroides*, *Bifidobacterium*, *Bacillus spp.*
Methamphetamin, Imipramin		*Lactobacillus*, *Strept. faecalis*, *Clostridium*
8. Weitere Reaktionen		
8.1. Spaltung heterozyklischer Ringe: Flavonoide pflanzlicher Herkunft, z. B. Rutin, Cumarin, wasserlösliche Pyrazolone	Dioxygenasen	
8.2. Aromatisierung: Steroide u. Gallensäuren → Cyclopentanophenanthren (in vitro!)		

8.3.	N-Nitrosierung: sek. Amin + Nitrit → N-Nitrosamin		*Clostridium, Bacteroides, Bifidobacterium, E. coli, Strept. faecalis/faecium*
8.4.	Acetylierung: z. B. Aminoglykoside, Sulfanilamid	Acetyltransferasen *E. C. 2.3.1*	*E. coli, Klebsiella, Proteus, Staphylococcus*
8.5.	Glykosyl-Gruppenübertragung:	Glycosyltransferasen *E. C. 2.4*	
	Glucosyl-Gruppe:	Glucosyltransferasen *E. C. 2.4.1.26—31*	*Strept. mitis*
		Amylosucrase *E. C. 2.4.1.4*	*Neisseria*
	Glykogenabbau (intrazellulär)	Phosphorylase *E. C. 2.4.1.1*	*E. coli, Klebs. pneumoniae*
	Fructosyl-Gruppe	Fructosyltransferasen *E. C. 2.4.1.9—10*	*Strept. sanguis*
8.6.	Konversion Cyanocobalamin (Vitamin B_{12}) → Cobamide		*Bacteroides, Clostridium, Propionibacterium, E. coli*

gegeben. Die Konsequenzen der mikrobiellen Gesamtstoffwechselleistung sind im einzelnen noch nicht genügend abzusehen.

Im Vergleich zum Magen-Darm-Kanal ist die mikrobielle Artenvielfalt an anderen Standorten, wie auf der Haut und in der Vagina, bedeutend eingeschränkt und damit die Anzahl der nachweisbaren Stoffwechselprodukte begrenzt. Das schließt aber nicht das Vorhandensein von aktiven Mikrobiotopen aus, wie etwa die Flora in den Ausführungsgängen der Talgdrüsen mit ihrer dem begrenzten Nährstoffangebot entsprechenden spezifischen Wirksamkeit beweist.

Die bisher gewonnenen Erkenntnisse über den mikrobiellen Metabolismus beim Menschen entstammen Untersuchungen der Mikroorganismen und ihrer Stoffwechselprodukte an den natürlichen Standorten und in Tierexperimenten, der Testung kultivierter Stämme, der Arbeit mit Zellsuspensionen von Mikroorganismen und dem Studium der isolierten Enzyme. Alle dieses Methoden haben ihre Grenzen, die beachtet werden müssen. Es muß darauf hingewiesen werden, daß die gleichen Enzyme sowohl bei den Mikroorganismen als auch am Standort selbst in hoher Konzentration vorkommen können. Das trifft z. B. auf bestimmte Abschnitte des Magen-Darm-Kanals zu.

5.1. Stoffwechselwirksamkeit der Mikroorganismen

Die **Stoffwechselwirksamkeit** der Mikroorganismen ist von mehreren Faktoren abhängig. Dazu gehören die spezifische Stoffwechselaktivität der Mikroorganismen-Species, die Auswirkungen der Stoffwechselprodukte auf andere Mikroorganismen und den Makroorganismus sowie der mikrobielle Standort und das dort vorhandene Nährstoffangebot.

Die **Stoffwechselaktivität** richtet sich nach dem konstitutiven oder induzierbaren Enzymbesatz der Species (Tab. 2). Die konstitutiven Enzyme werden ohne einen Induktor gebildet, während die Enzyminduktion nur in Gegenwart eines spezifischen Substrates erfolgt. Ein Beispiel ist das Auftreten von β-Galactosidase in *Escherichia coli* bei Lactoseangebot. Auf diese Weise sind selbst innerhalb einer Art Unterschiede möglich. Bei der Messung der metabolischen Aktivität von Mikroorganismen in vitro sind ferner die verschiedenen Kulturbedingungen zu beachten. Von Nährmedien und Reinkulturen erhaltene Ergebnisse können von denen unter natürlichen Bedingungen in Darmsäften, Stuhl u. ä. vorhandenen abweichen.

Auch die Anzahl der Mikroorganismen bestimmt die Gesamtenzymaktivität an einem Standort. Trotz geringerer Enzymaktivität des einzelnen Keimes ergibt sich bei großen Zellzahlen eine hohe Gesamtaktivität, z. B. für die bakterielle β-Galactosidase vor allem im Falle von *Bacteroides* und *Bifidobacterium* (Tab. 3), während der aktivere *Lactobacillus* infolge seines geringeren Vorkommens nur wenig zur Gesamtaktivität beiträgt.

Tabelle 3

Aktivität der bakteriellen β-Galactosidase in menschlichen Faeces. Errechnet aus Enzymbestimmungen nach B. S. DRASAR und M. J. HILL: Human intestinal flora. Academic Press London, New York, San Francisco 1974, und den Keimzahlbestimmungen nach T. MITSUOKA, A. TERADA und Y. MORISHITA: Die Darmflora von Mensch und Tier. Goldschmidt informiert **2** (1973), 23—41

Getestete Stämme	Durchschnittliche Aktivität in vitro (μmol abgebautes Substrat/h/10^8 Zellen)	Keimzahl/ g Faeces (Mittel)	Gesamtaktivität (μmol abgebautes Substrat/h/ g Faeces
E. coli	42,4 ± 3,2	$5{,}01 \times 10^8$	212,4
Strept. faecalis	53,8 ± 6,0	$2{,}81 \times 10^8$	151,2
Lactobacillus	90,6 ± 10,7	$7{,}94 \times 10^7$	71,9
Clostridium	13,7 ± 2,7	$5{,}01 \times 10^6$	0,7
Bacteroides	50,0 ± 4,9	$5{,}01 \times 10^{10}$	25050,0
Bifidobacterium	39,1 ± 4,7	$2{,}51 \times 10^{10}$	9814,1

Die **Stoffwechselprodukte**, die durch eine Species gebildet werden, haben wiederum Auswirkungen auf andere Mikroorganismen. Der mikrobielle Abbau vollzieht sich stufenweise. So stellt z. B. die mikrobielle Hydrolyse der komplexen Kohlenhydrate im Kolon die Substrate für die weitere Fermentation durch andere Species zur Verfügung. Auf diese Weise kann der Abbau bis zu den flüchtigen Fettsäuren, Kohlendioxid, Wasserstoff und Schwefelwasserstoff verlaufen.

Der *mikrobielle Standort* spielt ebenfalls eine bedeutende Rolle. Die Stoffwechselprodukte können sich in physiologischer, morphologischer, biochemischer, immunologischer und pathophysiologischer Hinsicht auf den Standort und damit direkt auf den Makroorganismus auswirken. Standortbedingte Faktoren, wie z. B. im Dünn- und Dickdarm die unterschiedlichen Passagezeiten, pH-Werte und die Resorptionsmöglichkeiten, haben einen Einfluß. Die Passage der Nahrung durch den oberen und mittleren Dünndarm, wo optimale pH- und Resorptionsbedingungen herrschen, ist relativ rasch und schränkt die Einwirkung mikrobieller Enzyme ein. Im Ileum und erst recht im Kolon wird der Transport dann deutlich langsamer, aber auch die Resorption zahlreicher Stoffwechselprodukte ist nicht mehr möglich oder erheblich herabgesetzt, während andere, wie die flüchtigen Fettsäuren, offenbar gut resorbiert werden. Der pH-Wert des Milieus bestimmt nicht nur den optimalen Wachstumsbereich der einzelnen Species, sondern auch die Aktivität ihrer Enzyme. Beispielsweise werden die Aminosäuren bei einem pH 5 unter Aminbildung dekarboxyliert, während bei pH 8 die Desaminase-Aktivität und damit die Bildung von Fettsäuren und Ammoniak in den Vordergrund tritt.

Das Nährstoffangebot an den verschiedenen Standorten läßt eine Vermehrung mikrobieller Populationen zu. Im Magen-Darm-Kanal besteht es nicht nur aus den verschiedenen Nahrungsbestandteilen, sondern auch aus Verdauungssekreten, abgeschilferten Epithelzellen, abgestorbenen Mikroorganismen, mikrobiellen Stoffwechselprodukten u. ä. Auf der Haut bieten Schweiß und Talg anorganische und organische Verbindungen an, wobei der Schweiß auch Aminosäuren, Mucopolysaccharide und Kohlenhydrate, der Talg hingegen unter anderem Triglyceride, Wachse und Lipide enthält. In der Vagina steht durch Cytolyse des Vaginalepithels Glykogen zur Verfügung.

5.2. *Bedeutsame mikrobielle Stoffwechselreaktionen*

Aus der Vielzahl der möglichen mikrobiellen Stoffwechselreaktionen können hier nur wenige herausgestellt werden, die unmittelbare Bedeutung für den Menschen haben und sich überwiegend im Magen-Darm-Kanal vorfinden (Tab. 2). Im Vordergrund stehen hydrolytische und reduktive Prozesse, die bei den verschiedensten physiologischen und pathologischen Vorgängen, bei dem Metabolismus endogen gebildeter Verbindungen und oral zugeführter Nahrungsbestandteile, Chemikalien und Medikamente eine Rolle spielen.

5.2.1. Kohlenhydratmetabolismus

Kohlenhydrate werden in den unterschiedlichen Formen und an verschiedenen Standorten von den Mikroorganismen des Menschen metabolisiert. Im Magen-Darm-Kanal werden die Mono- und Disaccharide gewöhnlich schon im Dünndarm resorbiert und erreichen nicht das von Mikroorganismen besonders stark besiedelte Kolon, in dem die unverdauten Polysaccharide aus Pflanzenzellwänden und Stützgeweben sowie aus Schleimsubstanzen Quellen des mikrobiellen Stoffwechsels werden.

Bei der Fermentation der mannigfaltigen **Polysaccharide**, die infolge ihrer vielfältigen Strukturen, Zusammensetzung und Bindungsmöglichkeiten für menschliche Verdauungsenzyme unangreifbar sind, zeigen sich die zahlreichen Möglichkeiten des mikrobiellen Stoffwechsels. Zu diesen sogenannten Ballaststoffen der Nahrung gehören Cellulose, Xylan (Hemicellulose), Pektine, Fructane (wie Inulin in Schwarzwurzeln und Topinambur) u. a. Reservepolysaccharide sind Stärke und andere Glucane, wie Amylose und Amylopectin, sowie das Glykogen. Auch Mukopolysaccharide (Chondroitinsulfat, Heparin, Hyaluronsäure) und Glykoproteine aus pflanzlichen und tierischen Schleimstoffen unterliegen dem mikrobiellen Abbau. Beteiligte Genera sind vor allem *Bacteroides* und *Bifidobacterium*, seltener *Eubacterium* und *Ruminococcus*.

Der Abbau von Polysacchariden im menschlichen Kolon ist beträchtlich und wird auf 50—70% des Ballaststoffanteils einer normalen Mischkost geschätzt. Wahrscheinlich ist auch der Energiegewinn des Menschen aus diesen Reaktionen größer als bisher angenommen. So läßt sich aus dem Gewicht der täglichen Faeces einiger Tiere, dem Bakteriengewichtsanteil von 30% sowie der Gesamtkohlenhydratfermentation und ihren Endprodukten für den Menschen ein täglicher mikrobieller Umsatz von 69 g Kohlenhydraten errechnen. Das bedeutet etwa 7,4% der Tagesenergieproduktion eines erwachsenen Mannes. Bis zu 70% dieser Energie entstammen den entstehenden flüchtigen Fettsäuren, die aus dem Kolon resorbiert werden. Größere Mengen an flüchtigen Fettsäuren können auch im oberen Dünndarm bei Patienten mit einem mikrobiellen Overgrowth-Syndrom beobachtet werden.

Unterschiedlich ist die Meinung über einen Einfluß der Ernährung auf den faecalen Enzymgehalt. So wurde unter einer kleiehaltigen Kost eine Zunahme der α-Galactosidase und der β-Glucosidase gegenüber einer Normalkost gesehen, während andererseits beim Menschen die β-Glucuronidase, Azoreductase und die Nitroreductase unverändert blieben.

Der Abbau von Glykogen spielt in der Vagina eine Rolle. Durch Cytolyse aus dem Epithel freigesetzt, entsteht über Maltose und Glukose — die Glukosekonzentration kann bis zu 4% betragen — schließlich Milchsäure. Beteiligt sind verschiedene Mikroorganismen, wie *Lactobacillus*, *Streptococcus*, *Escherichia coli* u. a., der Abbau kann auch durch körpereigene Enzyme erfolgen. Ein Resultat des Glykogenmetabolismus ist das typische saure Milieu in der Vagina.

Schleim enthält in seinen Glycoproteinen etwa 80% Kohlenhydrate und setzt sich aus Galactose, Mannose, Fucose, Arabinose, Xylose, N-Acetylglucosamin und N-Acetylgalactosamin sowie Sialinsäuren (mono- und diacylierte Neuraminsäuren) zusammen. Ferner gehört dazu ein Eiweißanteil mit Serin, Threonin, Asparagin, Glutamin und weiteren Aminosäuren. Er ist vor allem als Barriere zwischen dem Lumeninhalt und den Epithelzellen im Magen-Darm-Kanal von Wichtigkeit und tritt auch als Nahrungsbestandteil auf. An dem Metabolismus sind mikrobielle Neuraminidasen (Sialidase), β-N-Acetylglucosaminidase und β-D-Galactosidase beteiligt. Mucin kann als Kohlenstoff- und Energiequelle eine größere Bedeutung für die wandständige Mikroflora haben.

Mikrobielle Stoffwechselprodukte bzw. Enzyme spielen eine Rolle bei der Entstehung der Karies der Zähne. So bilden sich „mikrobielle Plaques" infolge Polymerisation von Glucanen und Fructanen aus Saccharose, z. B. durch *Streptococcus mutans*. In Plaque-Streptokokken wurde andererseits Exo-1,6-α-glucosidase nachgewiesen, die diese Glucane ebenso wie die in einer Hefe gefundene Endo-1,3-α-Glucanase hydrolisiert. Die Hyaluronsäure und Chondroitinsulfat enthaltende organische Zahnsubstanz und die interzelluläre Kitt-Substanz der parodontalen Gewebe werden durch die spezifischen mikrobiellen Enzyme aufgelöst (Tab. 2). Anschließend erfolgt die mikrobielle Kollagenolyse der Fasersubstanzen.

Hyaluronsäure wird auch auf der Haut abgebaut; denn in kutanem *Propionibacterium* wurde die Produktion von extrazellulärer Hyaluronidase (Hyaluronat-Lyase) nachgewiesen.

Bakterien sind in der Lage, vom Menschen nicht verwertbare **Oligosaccharide**, wie Raffinose und Stachyose, die in Bohnen vorkommen, unter erheblicher Gasentwicklung abzubauen. Das gleiche gilt für Trehalose, Pentosane und Hexosane. Diese Reaktionen haben Bedeutung für die Klassifikation der Bakterien.

Wegen ihres geringen Vorkommens in der Nahrung führen sie sonst nur zu kleinen Mengen an Stoffwechselprodukten.

Die **Monosaccharide** mit Glucose als Schlüsselsubstanz sind die unmittelbaren Substrate für praktisch alle energieliefernden Prozesse im mikrobiellen Kohlenhydratstoffwechsel. Die Wege der Glycolyse sollen hier nicht näher erläutert werden.

Als ein Beispiel für pathologische Folgeerscheinungen der mikrobiellen Spaltung von **Disacchariden** sei die Lactoseintoleranz des Menschen genannt. Bei dieser relativ häufigen angeborenen oder erworbenen Erkrankung liegt in der Dünndarmschleimhaut ein Mangel an β-Galactosidase (Lactase) vor, so daß der Milchzucker durch den Makroorganismus nicht verdaut werden kann. Er gelangt deshalb unverändert in den tiefen Dünn- und Dickdarm und wird hier durch das bakterielle Enzym in die Monosaccharide gespalten. Die dabei entstehende Glucose unterliegt anschließend mikrobiellen Gärungsprozessen, an denen wiederum verschiedene Gattungen in unterschiedlichem Maße beteiligt sind. Mögliche Verflechtungsbeziehungen zeigt die Abbildung 4. Die in den Dickdarm gelangende hyperosmolare Zuckerlösung führt infolge ihrer osmotischen Wirkung zu einer gestörten Wasserabsorption und zu einer gesteigerten Motilität. Die Folge davon ist Durchfall. Die mikrobiell gebildeten kurzkettigen Fettsäuren können selbst im Kolon resorbiert werden und gleichzeitig die Natrium- und Wasserresorption verbessern. Sie reduzieren somit den erhöhten osmotischen Druck und tragen zu einer besseren Energiebilanz bei. Das gleichzeitig entstehende Kohlendioxid und der Wasserstoff fördern Meteorismus und Flatulenz.

Obwohl die β-Galactosidase der Dünndarmschleimhaut ein relativ unspezifisches Enzym ist, ist sie nicht in der Lage, Lactulose (1,4-β-Galactosido-Fruktose) zu hydrolisieren. Dieses gelingt aber einigen Vertretern der Darmflora, wie *Streptococcus faecalis/faecium*, *Bifidobacterium*, *Lactobacillus*, nicht aber *Escherichia coli*.

Auch die D-Xylose, die in der Gastroenterologie für eine Untersuchung der Kohlenhydratresorption im oberen Dünndarm benutzt wird, kann durch die Mikroflora metabolisiert werden. Das gilt besonders für *Escherichia coli*, *Enterobacter aerogenes*, zum Teil auch für *Streptococcus*, *Staphylococcus* und *Lactobacillus* ssp. sowie wahrscheinlich für eine Reihe der obligaten Anaerobier. Ein Einfluß der Mikroflora auf die Aussage des Tests bleibt auf Grund seiner nur kurzen Durchführungszeit sowie der raschen Dünndarmpassage umstritten, ist aber bei Vorliegen eines mikrobiellen Overgrowth-Syndroms mehrfach beschrieben worden.

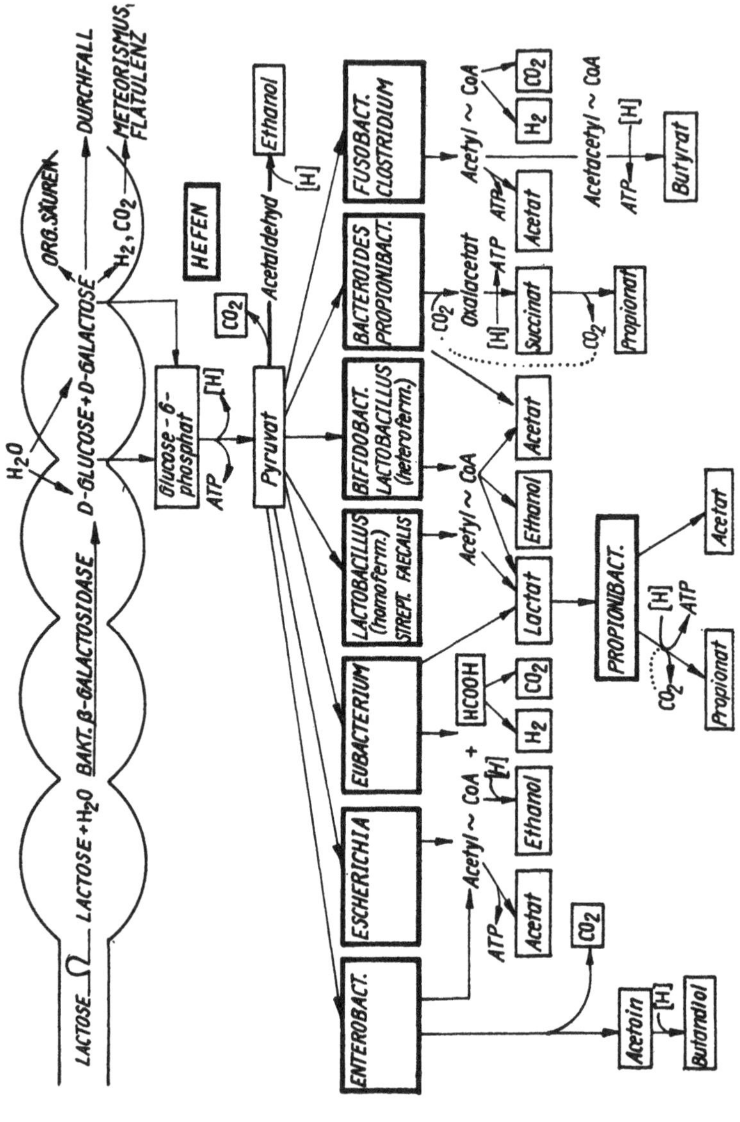

Abb. 4. Mikrobielle Gärungen und ihre Folgen im Darm bei Lactoseintoleranz.

5.2.2. Stoffwechsel von Stickstoff-Verbindungen

Der bakterielle Metabolismus von Eiweiß, Peptiden (**Proteolyse**) und Aminosäuren ist bereits seit langem bekannt. Er ist Ursache der Fäulnisvorgänge. Strikte Proteolyten sind unter den Anaerobieren im Kolon des erwachsenen Menschen selten. Nur die Gattung *Fusobacterium* enthält mehrere Arten. Proteolytische Exoenzyme hydrolisieren einige Peptidbindungen, und die entstehenden Poly- und Oligopeptide werden dann durch intrazelluläre Peptidasen bis zu den Aminosäuren abgebaut, die der Zelle entweder direkt zur Proteinsynthese dienen oder in den Intermediärstoffwechsel gelangen.

Die Spaltung von Kollagen ist bedeutsam in der Pathogenese der Zahnkaries. Aus der Mundhöhle isolierte Stämme von *Staphylococcus* und *Bacteroides melaninogenicus* besitzen Kollagenase.

Einige Dipeptide werden wahrscheinlich vorwiegend mikrobiell metabolisiert. Zu ihnen gehört das β-Aspartylglycin. Bei therapiebedingter Erniedrigung der bakteriellen β-Aspartyldipeptidase kommt es zu einer vermehrten Ausscheidung des Peptids mit dem Stuhl. Darauf beruht ein Nachweisverfahren für bestimmte Komponenten der gastrointestinalen Mikroflora während der selektiven Dekontamination (s. Kapitel 10.4.).

Bakterien der Haut wie *Propionibacterium* produzieren extrazelluläre Proteinasen. Sie metabolisieren ferner die auf der Haut reichlicher vorhandenen Aminosäuren, wobei *Micrococcus* in seinen Reaktionen vielseitiger ist als *Staphylococcus*. Prolin, Arginin und Valin sind die am häufigsten umgesetzten Aminosäuren. Das Vorkommen bzw. Fehlen von schwefelhaltigen Aminosäuren kann das Auftreten von Mikroorganismen an bestimmten Mikrostandorten der Haut beeinflussen.

Die Bakterien der menschlichen Mikroflora sind auf vielfache Weise an dem Stickstoff-Stoffwechsel beteiligt. Nur einige der möglichen Reaktionen können hier aufgeführt werden.

Bei der **Desaminierung** erfolgt die Abspaltung von Ammoniak aus einer Aminosäure oder einem Amin.

Die *reduktive Desaminierung* unter Bildung von gesättigten Fettsäuren wurde bei *Bacteroides* spp., *Clostridium* spp., *Lactobacillus* spp., *Escherichia coli* und *Proteus* nachgewiesen. Aus Tryptophan entsteht z. B. Indolylpropionsäure.

Bei der *oxidativen Desaminierung* werden α-Ketocarbonsäuren oder Aldehyde gebildet. Diese Reaktion ist nur auf einige Bakteriengenera bzw. -species sowie bestimmte Substrate beschränkt.

So sind zur Reaktion mit den Diaminen Cadaverin und Putrescin in unterschiedlichem Maße nur *Bacteroides* spp., *Bifidobacterium* und *Clostridium*, nicht aber *Escherichia coli* und *Streptococcus faecalis* befähigt.

Durch *hydrolytische Desaminierung* werden α-Hydroxycarbonsäuren oder Alkohole gebildet, beispielsweise aus Tyrosin p-Hydroxyphenylmilchsäure.

Dieser Reaktionsform zuzurechnen ist die Harnstoffhydrolyse unter Bildung von Ammoniak und Kohlendioxid. Zahlreiche Bakterien bilden Urease und vermögen Harnstoff als Stickstoffquelle zu verwerten (s. Tab. 2). Dabei kann das pH-Wirkungsoptimum für die Urease speciesabhängig sein. Es wurde für Urease von *Lactobacillus fermentum* zu pH 4, von *Bacteroides multiacidus* zu pH 8 gefunden. Der aus der Leber in den Darm gelangende Harnstoff wird zu etwa 40% mikrobiell hydrolysiert. Ammoniak und Restharnstoff unterliegen einem enterohepatischen Kreislauf, wobei die Resorption des Ammoniaks aus dem Darm pH-abhängig ist und durch ein neutrales bis leicht alkalisches Milieu begünstigt wird. Bei Anhäufung saurer mikrobieller Stoffwechselprodukte wird Ammoniak schwerer resorbierbar, und es kann sogar durch eine pH-Gradientenumkehr verstärkt aus dem Blut in das Darmlumen hinein diffundieren. Diese Tatsache macht man sich bei der Behandlung des Lebercoma mit Lactulose zunutze (s. Kap. 10.3.2.). Ammoniak kann auch im Darm von einigen Species der *Enterobacteriaceae* reduktiv fixiert und zur Aminosäurenbildung benutzt werden.

Ein erhöhter Blut-Harnstoffspiegel liegt bei einer Urämie vor. Durch eine Zunahme der Urease-positiven Bakterienspecies im Darm ist es anscheinend in diesen Fällen möglich, auch ohne Steigerung der Enzymaktivität den oben genannten Anteil am Harnstoffmetabolismus zu halten (Abb. 5). Von anderer Seite wird dieser Befund bestritten und auf einen möglichen negativen Einfluß der Intestinalbakterien infolge des begünstigten Katabolismus und einer Toxinproduktion hingewiesen.

Auf der Haut soll ein gesteigerter bakterieller Abbau von Harnstoff bei Säuglingen mit Windeldermatitis stattfinden und zu einer pH-Verschiebung bis 8.0 führen können. Die Folge ist eine Besiedlung des Integuments mit pathogenen Bakterien und Hefen.

Die *desaturative Desaminierung* ergibt ungesättigte Carbonsäuren und Alkene. So vermögen *Escherichia coli*, *Proteus*, *Klebsiella* und einige Anaerobier mit Hilfe von Aspartase Asparaginsäure zu Fumarsäure umzusetzen.

In der STICKLAND-*Reaktion*, zu der einige anaerobe Species wie *Clostridium* fähig sind, wird eine gekoppelte Oxidoreduktion zwischen Aminosäurepaaren durchgeführt. Dabei dient eine Aminosäure als H-Akzeptor (Glycin, Prolin, Ornithin o. a.), die jeweils andere als H-Donator (Alanin, Leucin, Valin u. a.). Sie spielt bei Fäulnisvorgängen eine Rolle. Eine Reihe von bakteriellen Reduktasen ist in der Lage, die **Reduktion** von **Nitro-Gruppen, Nitrat und Nitrit** auszuführen (Tab. 2). So entsteht z. B. aus p-Nitrobenzoesäure p-Aminobenzoesäure, und auch eine Nitroreduktion

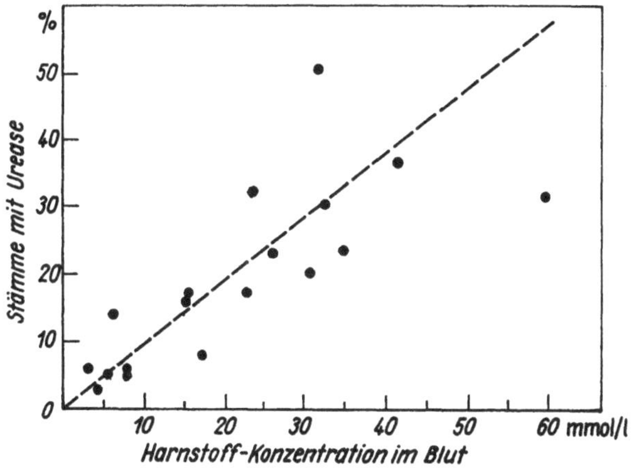

Abb. 5. Harnstoff-Konzentration im Blut im Verhältnis zum Prozentsatz der ureasebildenden Anaerobier in den Faeces (Verändert nach: DRASAR, B. S., u. M. J. HILL: Human intestinal flora. Academic Press London, New York, San Francisco 1974).

von Chloramphenicol erfolgt. Die Nitratreduktion kann unter aeroben und anaeroben Bedingungen ablaufen. Nitrat (aus der Nahrung) wird über Nitrit bis zu Ammonium reduziert, das wiederum zur Synthese von Aminosäuren verwandt werden kann (Tab. 2). Möglicherweise entsteht durch Denitrifikation sogar Stickstoff. Andererseits dient Nitrat für einige fakultativ anaerobe Bakterien, wie *Escherichia coli* und *Enterobacter*, bei Abwesenheit von Sauerstoff als terminaler Wasserstoff-Akzeptor („Nitrat-Atmung"). Interessant ist die Bakterien und Pilzen mögliche **Neubildung von Nitrit und Nitrat** im oberen Magen-Darm-Kanal durch heterotrophe Nitrifikation aus Ammoniak oder organischen Stickstoff-Verbindungen.

Die **Decarboxylierung** führt zu den schon lange als Fäulnisstoffe bekannten primären Aminen Cadaverin (aus Lysin), Putrescin (aus Ornithin), Agmatin (aus Arginin), aber auch zu Histamin, Tyramin, Tryptamin und Serotonin. Dabei werden die Decarboxylasen vorwiegend im sauren pH-Bereich wirksam.

Aus L-Tryptophan kann durch **komplexe Metabolisierung** durch verschiedene Intestinalbakterien, wie *Bacteroides*, *Escherichia coli* und *Clostridium* spp., Indolessigsäure und nach deren Decarboxylierung das fäkulent riechende Skatol (3-Methylindol) gebildet werden. Weitere bekannte Tryptophanabkömmlinge sind Indol und Indikan. *Lactobacillus* spp. vermag Tyrosin über p-Hydroxy-Phenylessigsäure zu p-Kresol abzubauen. In einer ähnlichen komplexen Reaktion kann Phenol entstehen.

Die vermehrte Urinausscheidung von Indikan, p-Kresol und Phenol wird als biochemischer Indikator für das Vorliegen einer veränderten gastrointestinalen Mikroflora diskutiert, doch gelingt es nicht sicher, durch quantitative Vergleiche ein mikrobielles Overgrowth im Dünndarm von anderen Darmerkrankungen abzugrenzen. Als weiterer Screening-Test wird die Messung von p-Hydroxy-Phenylessigsäure im Urin vorgeschlagen.

Durch **N-Nitrosierung** können infolge der Wirksamkeit von Nitrat-reduzierenden Species N-Nitrosamine entstehen, deren kanzerogene Wirkung diskutiert wird (s. Kap. 11.).

Bakterien können auch Nitrosamine abbauen. Vor allem *Lactobacillus* und *Escherichia coli*, seltener *Bifidobacterium* und *Bacteroides* sind fähig, Dimethyl- und Diphenylnitrosamin zu den entsprechenden sekundären Aminen und Nitrit zu hydrolysieren. Diese Reaktion ist möglicherweise beim Abbau von kanzerogenen endogenen und exogenen Nitrosaminen bedeutungsvoll.

Die **Hydrolyse und Reduktion der Azobindung** spielen bei dem Metabolismus von Sulfonamiden und anderen Chemotherapeutika (wie Sulfasalazin) eine praktische Rolle und treffen ebenso für den Umsatz zahlreicher Nahrungsfarbstoffe durch die menschliche Mikroflora zu (Tab. 2). Weitere Ausführungen zu dieser Problematik werden in Kapitel 5.2.7. gemacht.

Die aus dem Pflanzenreich wohl bekannte **Luftstickstoff-Fixierung** durch symbiontische Bakterien trifft möglicherweise auch auf den Menschen zu („wandernde Leguminosen"). An Papuas sind entsprechende Beobachtungen bekannt geworden. Diese scheiden unter einer extrem eiweißarmen Süßkartoffelkost mehr Stickstoff aus, als sie verzehren. Es wird vermutet, daß sie atmosphärischen Stickstoff aus den Darmgasen mikrobiell binden und so für die Proteinsynthese verwerten können. Als Bakterienspecies kommen *Klebsiella*, *Enterobacter* und *Clostridium* in Frage.

5.2.3. Gastrointestinales Gas

Eine medizinisch wichtige Stoffwechselleistung der gastrointestinalen Mikroflora ist die Gasproduktion. Normalerweise enthält der Magen-Darm-Kanal eines nüchternen Menschen nur etwa 100 ml Gas, das der Atmosphäre, der Freisetzung von Kohlendioxid bei der Neutralisation von bikarbonathaltigen Sekreten, der Diffusion aus dem Blut und vor allem der mikrobiellen Produktion entstammt. Der größte Teil des reichlich gebildeten Gases wird aus dem Darm eliminiert. Bei Aufnahme von bestimmten Nahrungsstoffen kann das Flatusvolumen beträchtlich ansteigen, beispielsweise nach dem Genuß von Bohnen von 15 auf 176 ml/h.

Tabelle 4

Zusammensetzung des Gases aus dem Magen und Darm beim Menschen Nach: M. D. Levitt und J. H. Bond: Gastroenterology 59 (1970), 921–929

	Magengas %	Darmgas %
Sauerstoff	17	0,1 – 2,3
Stickstoff	79	23 –80
Kohlendioxid	4	5,1 –29
Wasserstoff		0,06–47
Methan		0–26

99% des Darmgases bestehen aus Stickstoff, Sauerstoff, Kohlendioxid, Wasserstoff und Methan in standortspezifischer und nahrungsabhängiger Zusammensetzung (Tab. 4). Mikrobiellen Ursprungs sind Wasserstoff, Methan und teilweise Kohlendioxid sowie verschiedene geruchbestimmende Spurengase, wie Ammoniak, Indol, Skatol, Schwefelwasserstoff, Methanthiol, flüchtige Amine und Fettsäuren. Diese Stoffe sind beim Neugeborenen ebenso wie beim keimfreien Tier nicht nachweisbar. Auch beim Menschen wurden *Methanobacterium ruminantium* und *Methanobrevibacter smithii* gefunden. Nicht alle Menschen können Methan bilden. Möglicherweise genetisch bedingt gibt es Methanproduzenten ($^1/_3$ der Erwachsenen) und -nichtproduzenten. Sichere Unterschiede in der Mikroflora dieser beiden Gruppen sind bisher nicht bekannt.

Mikroorganismen sind nicht nur an der Gasbildung, sondern auch am Gasverbrauch beteiligt. So liegt der Sauerstoffdruck im Kolon unter dem des venösen Blutes. Dieses wird auf den Stoffwechsel der Aerobier zurückgeführt. Ebenso wird Wasserstoff zu einem großen Teil von Mikroorganismen verbraucht, wie die vermehrte Wasserstoffabatmung unter Antibiotikatherapie und die Wasserstoff-Wiedergewinnungsrate bei keimfreien Tieren zeigen. Die im Darm gebildeten Wasserstoff- und Methanmengen korrelieren mit den abgeatmeten. Etwa 14% des produzierten Wasserstoffs (im Nüchternzustand im Kolon etwa 0,2 ml/min) und mehr als 23 µl Methan/l Expirat erscheinen in der Ausatemluft. Diese Tatsache macht man sich für diagnostische Verfahren bei einer Kohlenhydratmalabsorption oder beim mikrobiellen Overgrowth-Syndrom zunutze (Breath-Test). — Darmgase können explosiv sein, wie Fallbeschreibungen bei endoskopischen Maßnahmen im Kolon beweisen.

5.2.4. Lipidmetabolismus

Die Mikroflora des Menschen ist am Lipidstoffwechsel beteiligt (Tab. 2). Kokken der Haut spalten Triglyceride einschließlich Pflanzenöle. Für *Propionibacterium acnes* ist die Produktion von Fettsäuren nachgewiesen, die sich durch Antibiotikagabe reduzieren läßt. Bakterien sind auf der Haut für den Umsatz des Talgs von Wichtigkeit, der Triglyceride, Wachse, Squalen, Cholesterol und Cholesterolester enthält. Die Vielfalt dieses mikrobiellen Metabolismus ist beeindruckend. So wurden 59 verschiedene Fettsäuren allein für die Gruppen C_8 bis C_{18} nachgewiesen. Die entstehenden Fettsäuren tragen mit zur Ansäuerung der Hautoberfläche bei.

Im Magen-Darm-Kanal werden Ölsäure und Rizinolsäure zu Hydroxystearinsäure umgesetzt, die zu einer reduzierten Wasserresorption in Jejunum und Kolon führt. Gravierende Störungen des Fettmetabolismus beim Menschen kommen durch mikrobielle Veränderungen im Gallensäurestoffwechsel zustande (s. Kapitel 5.2.5.). Für eine Reihe von Species ist die Hydrolyse von Phospholipiden bekannt. Die bakterieneigene Phospholipase spaltet im Unterschied zur pankreatogenen nur die α-Phosphatesterbindung, so daß ein Diglycerid entsteht. Eine andere, bei *Escherichia coli* vorkommende Phosphatase vermag auch die β-ständige Acylgruppe abzuspalten. Der gesteigerte bakterielle Abbau von

Lecithinen im oberen Dünndarm bei Patienten mit Urämie kann zu einem vermehrten Auftreten von Di- und Trimethylamin in ihrem Blut führen.

5.2.5. Steroidmetabolismus

Gallensäuren werden durch die gastrointestinale Mikroflora vor allem in zweierlei Hinsicht verändert. Durch Abspaltung des Glycins oder Taurins (Dekonjugation) entstehen die freien Gallensäuren, und durch Veränderungen am Steroidgerüst, besonders durch Dehydroxylierung, werden die sekundären Gallensäuren gebildet (Abb. 6). Einen Überblick über die Dekonjugation und Dehydroxylierung der verschiedenen Gallensäuren durch die wichtigsten Darmmikroorganismen gibt die Tabelle 5.

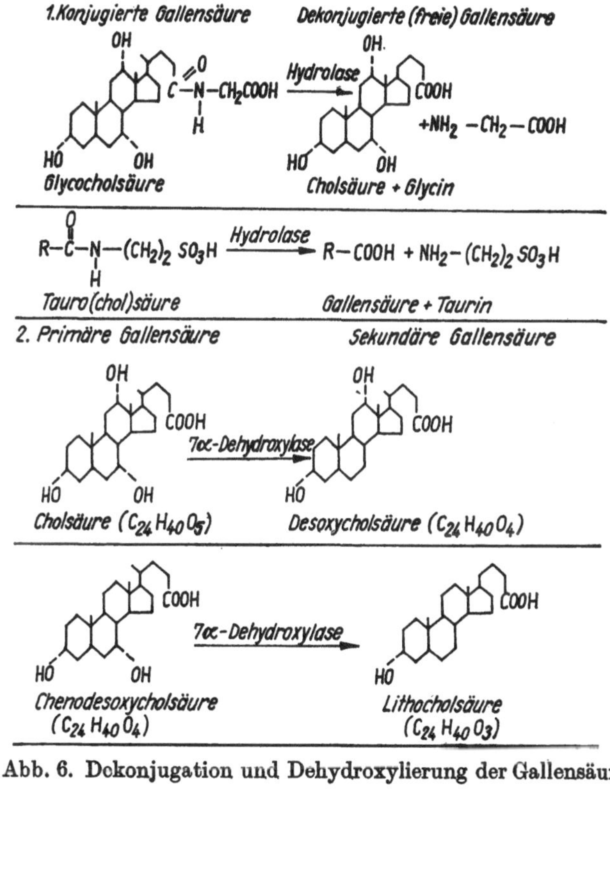

Abb. 6. Dekonjugation und Dehydroxylierung der Gallensäuren.

Tabelle 5

Veränderungen von Gallensäuren durch die gastrointestinale Mikroflora

	Dekonjugation von GC	TC	GDC	TDC	7α-Dehydroxylierung
Bacteroides	+	+	+	+	+/−
Fusobacterium	−	−	−	−	−/+
Eubacterium	+/−	+/−	+/−	+/−	+/−
Bifidobacterium	+	+	+	+	+/−
anaerob. *Streptococcus*	+/−	+/−	+/−	+/−	
Clostridium	+	+	+	+	+/−
Veillonella	+/−	+/−	+/−	+/−	+/−
Streptococcus	−	−	−	−	−/+
Streptococcus faecalis/faecium	+	+	+	+	+/−
Staphylococcus	−/+	−/+	−/+	−/+	
Lactobacillus	+/−	+/−	+/−	+/−	−/+
Escherichia	−	−	−	−	+
Enterobacter	−	−	−	−	+
Proteus	?/−	−	−	−	
Alcaligenes	+	+	−	−	
Pseudomonas	−	−	−	−	+
Candida	−	−	−	−	
Torulopsis	−	−	−	−	
Saccharomyces	−	−	−	−	

GC Glycocholsäure
TC Taurocholsäure
GDC Glycodesoxycholsäure
TDC Taurodesoxycholsäure

\+ Reaktion durchführbar
− keine Reaktion
+/− Reaktion durch überwiegende Anzahl der geprüften Stämme
−/+ Reaktion durch nur wenige Stämme

Zur Hydrolyse der konjugierten Gallensäuren — unterschiedlich für Glyco- und Taurocholsäuren — sind vor allem obligate Anaerobier (*Bacteroides* spp., *Bifidobacterium* spp., *Clostridium* spp. und *Veillonella* spp.) im Dickdarm und vielleicht im terminalen Ileum fähig. Es besteht offensichtlich eine Abhängigkeit vom Standort. *Fusobacterium*, *Bacteroides oralis* und die meisten Stämme von *Bacteroides melaninogenicus*, die vor allem im Mund und oberen Respirationstrakt vorkommen, lassen primär diese Fähigkeit nicht erkennen. *Bacteroides oralis* konnte in vitro nicht an Galle adaptiert werden. Für Stämme von *Veillonella* und *Bifidobacterium* war teilweise eine Adaptation erreichbar. Bei den Aerobiern ist die Fähigkeit zur Dekonjugation für Stämme von *Streptococcus faecalis/faecium*, *Staphylococcus*, *Corynebacterium*, *Enterobacter*, *Lactobacillus* und *Proteus* beschrieben worden. *Escherichia coli* vermag diese Reaktion nicht durchzuführen, so daß der zur Diagnostik eines Overgrowth-Syndroms benutzte Breath-Test mit radioaktiv markierter Glycocholsäure im Falle einer Vermehrung von *Escherichia coli* im Darm negativ ausfallen muß.

Die intestinale Mikroflora von Mensch und Tier ist in der Lage, nach erfolgter Dekonjugation auch das Steroidgerüst der Gallensäuren zu verändern. Die wichtigste dieser Reaktionen ist die 7α-Dehydrolxylierung, die zu Desoxycholsäure (aus Cholsäure) und Lithocholsäure (aus Chenodesoxycholsäure) führt. Daneben entstehen noch zahlreiche weitere Produkte durch Oxidoreduktionen am C_3 und C_{12}, wie Oxo-Gallensäuren und Gallensäuren mit einer β-Hydroxylgruppe. Allein 25 verschiedene Keto-Gallensäuren sind möglich und wurden im menschlichen Stuhl nachgewiesen. Andere Metaboliten sind Sulfatester sowie Methyl- und Äthylester der Carboxylgruppe. Schließlich werden verschiedenartige, z. T. ungesättigte Steroide und Verbindungen unter Ringspaltung als Stoffwechselprodukte meist extraintestinaler bzw. aus anderen als menschlichen und tierischen Quellen stammender Bakterien beschrieben.

Auch diese genannten Reaktionen werden im wesentlichen durch Anaerobier (*Bacteroides*, *Bifidobacterium*, *Clostridium*) ausgeführt. Für *Eubacterium* ließ sich eine erhebliche Arten- und Stammspezifität zeigen, und jeweils nur einige wenige spezifische Stoffwechselprodukte werden gebildet. Ferner sind *Escherichia coli*, homofermentativer *Lactobacillus* und einige Stämme von *Fusobacterium*, *Veillonella alcalescens* und *Streptococcus faecalis/faecium* zur Dehydroxylierung von Gallensäuren fähig (Tab. 5). Inzwischen ist es gelungen, einige der an der Dekonjugation und Dehydroxylierung der Gallensäuren beteiligten Enzyme aus den Bakterien zu isolieren.

Mit Hilfe dieser physiologischen Vorgänge wird eine optimale Zusammensetzung der Galle und damit ein funktionierender enterohepatischer Kreislauf gewährleistet. Bei pathologischen Verhältnissen, beispielsweise bei Stattfinden dieser mikrobiellen Reaktionen schon im oberen Dünndarm, treten eine gestörte Mizellenbildung durch den Mangel an konjugierten Gallensäuren, eine Präzipitation der freien Gallensäuren und ein beeinträchtigter enterohepatischer Kreislauf mit nachfolgender Steatorrhoe und Diarrhoe auf. Einzelheiten werden im Kapitel 8.2.2. erläutert.

Auch **Sterine und Steroidhormone** werden in den mikrobiellen Metabolismus einbezogen. So treten in den Faeces des Menschen als Stoffwechselprodukte des Cholesterols Koprostanol, Koprostanon und Cholestenon auf. *Bifidobacterium* spp., *Bacteroides* spp. und *Clostridium* spp., nicht aber *Escherichia coli* und *Streptococcus faecalis* sind zur Reduktion in der Lage. Die verschiedenen anderen Steroide unterliegen wie die Gallensäuren zum Teil einem enterohepatischen Kreislauf. Unter fett- und tierproteinhaltiger Mischkost ist das Verhältnis der mikrobiellen Abbauprodukte zu dem Cholesterol deutlich erhöht. Physiologischerweise erscheint ein beträchtlicher Anteil der Steroidmetaboliten in den Faeces als Sulfat, weniger häufig als Glucuronid. Die mikrobielle Bildung der freien Steroide ist anzunehmen. Mikrobielle Dehydroxylierungen und andere Veränderungen am Steroidgerüst kommen vor. Als Gattungen, die zu diesen Reaktionen fähig sind, werden vor allem *Clostridium* und *Eubacterium* beschrieben. Beispielsweise wird ein größerer Anteil von Desoxycorticosteron (DOC) über die Galle in den Darm ausgeschieden, wo ein mikrobieller Abbau stattfindet. Oxidoreduktionen sind ebenfalls an Androgenen und Östrogenen möglich. In vitro wurde durch *Clostridium* aus dem menschlichen Darm eine Inaktivierung von Kontrazeptiva gesehen.

5.2.6. *Metabolismus der Gallenfarbstoffe*

Der mikrobielle Abbau des Bilirubins im Darm zu Gallenfarbstoffen, die den Stuhl färben, ist seit langem bekannt. Der erste, nicht obligate Schritt ist mit Hilfe mikrobieller β-Glucuronidase die Hydrolyse (Dekonjugation) der Glucuronid-Bindungen, die die Wasserlöslichkeit des Bilirubins bedingen. In weiteren Reduktionsschritten entstehen dann über Mesobilirubin farblose Urobilinogene und Stercobilinogen sowie letztendlich Urobilin, Stercobilin und weitere Abbauprodukte. Urobilinogen unterliegt einem enterohepatischen Kreislauf und wird auch im Urin ausgeschieden. Die an den Reaktionen beteiligten Mikroorganismen gehen aus der Tabelle 2 hervor. Erwähnt werden soll die Stereospezifität der mikrobiellen Enzyme, so daß sich von den in vitro geprüften einzelnen Bakteriengattungen lediglich *Bacteroides fragilis* und bestimmte Stämme von *Clostridium* als wirksam erwiesen. *Escherichia coli* zeigte eine synergistische Wirkungssteigerung.

5.2.7. Metabolismus von Medikamenten und anderen Xenobiotika

Angesichts der zahlreichen chemischen Reaktionen, die den Mikroorganismen des Menschen möglich sind, muß auch mit Veränderungen von Arzneimitteln und anderen Fremdstoffen vor allem im Magen-Darm-Kanal gerechnet werden. Die Auswirkungen können einmal die Bakterien selbst betreffen — das gilt besonders für die Resistenzentwicklung —, aber ebenso den Wirtsorganismus durch eine Veränderung der Pharmakodynamik und/oder der -kinetik einer Verbindung. In Rechnung zu stellen sind Zahl, Art und Variabilität der Mikroorganismen am Ort der Wirksamkeit bzw. der Resorption der zugeführten Verbindungen. Die meisten Untersuchungen wurden bisher an Laboratoriumstieren vorgenommen und sind deshalb nur unter Vorbehalt auf die Verhältnisse beim Menschen übertragbar (s. Kapitel 7.2.1.). Beispielsweise sind die Bedingungen beim Vorliegen eines mikrobiellen Overgrowth im Dünndarm noch weitgehend ungeklärt. Hier sei nur auf einige mikrobielle Reaktionen hingewiesen. Beteiligte Mikroorganismen sind in der Tabelle 2 angeführt.

Erst durch die mikrobielle reduktive Spaltung der Azogruppe bei den Sulfonamiden entstehen in Form der primären Amine die therapeutisch wirksamen Produkte, z. B. Sulfanilamid. Das in der Behandlung der chronisch-entzündlichen Darmerkrankungen eingesetzte Sulfasalazin wird erst am mikrobenreichen Wirkungsort Dickdarm in Sulfapyridin und 5-Aminosalicylsäure gespalten. Durch die Kopplung an Sulfapyridin kann während der Magen-Darm-Passage die Resorption bzw. Inaktivierung der Wirksubstanz 5-Aminosalicylsäure verhindert werden. Patienten mit einer Ileostomie scheiden deshalb in hohem Maße die komplette Verbindung und kaum die Metaboliten aus. Durch eine gleichzeitige Antibiotikagabe ist die Wirksamkeit des Sulfasalazin hemmbar.

Eine mikrobielle Nitroreduktion erfolgt bei Chloramphenicol, Nitrofurazon und den Nitrophenolen. Es resultiert meistens eine Giftung, und bekannt gewordene toxische Wirkungen des Chloramphenicols können sich auf Grund der Bildung des primären aromatischen Amins erklären.

Mit Hilfe ihrer hydrolytischen Enzyme sind die Mikroorganismen auch in der Lage, Arzneimittelkonjugate zu spalten, wie z. B. Herzglykoside und Stilböstrol sowie Glykoside (Amygdalin u. a.). Da die Resorption dieser Verbindungen aber ausschließlich im Dünndarm erfolgt, kann ein Wirkungsverlust nur bei einer Keimüberflutung an diesem Standort erwartet werden. Trotzdem kam es bei gesunden Probanden nach Gabe von Digoxin zusammen mit Erythromycin oder Tetracyclin zu einem deutlichen Anstieg der Serumglykosidkonzentration und zu einer reduzierten Ausscheidung von Digoxinreduktionsprodukten, was für eine Beteiligung der Mikroflora spricht.

Bei der Hydrolyse des Süßstoffs Cyclamat ist die Bildung des bei Ratten kanzerogen wirksamen Cyclohexylamins möglich. In der bei Diabetikern üblichen Dosierung des Süßstoffs wurde aber eine Kanzerogenität verneint. In diesem Falle ist auf Unterschiede innerhalb der Tierspecies und den Menschen hinzuweisen (s. Kapitel 7.2.1.).

Beachtet werden sollte, daß Verbindungen, die schon vom Organismus durch Konjugation inaktiviert worden sind, durch die nachfolgende mikrobielle Hydrolyse wieder biologisch aktiv werden können. Durch ihre Einbeziehung in den enterohepatischen Kreislauf ist dann eine Wirkungsverlängerung möglich. Diese Situation könnte z. B. für Herzglykoside zutreffen.

Auf jeden Fall sollte der intestinale mikrobielle Metabolismus bei der rektalen Verabfolgung von Arzneimitteln wegen des reich besiedelten Standortes beachtet werden.

Verschiedene mikrobielle Enzyme tragen zur Inaktivierung von Chemotherapeutika bei. Bekannte Beispiele sind die Penicillinase und die Cephalosporinase, die bei β-Lactamaseempfindlichen Antibiotika eine Resistenz für eine Reihe von Keimen bewirken. Auf den Abbau von Chloramphenicol wurde hingewiesen (s. auch Tab. 2.).

5.2.8. Vitamine

Bei Patienten mit einem Overgrowth-Syndrom des Dünndarms sind ein Vitamin-B_{12}-Mangel und das Auftreten einer megalozytären Anämie möglich. Vergleichende Studien bei operativ angelegten blinden Schlingen zeigen, daß der Rezeptor für die Aufnahme von Vitamin B_{12} im terminalen Ileum nicht gestört ist, sondern daß freies und an Intrinsic-Faktor gebundenes Vitamin B_{12} aus dem Darmlumen von Bakterien aufgenommen wird. Diese Ergebnisse wurden durch Untersuchungen an Patienten mit hohen Keimzahlen (vor allem an *Escherichia coli* und *Bacteroides*) bestätigt. In-vitro-Versuche mit humanen Intestinalbakterien ergaben wichtige Unterschiede in dem Verhalten der Flora. *Streptococcus faecalis/faecium*, *Bifidobacterium* und *Clostridium* nehmen gebundenes Vitamin B_{12} kaum auf, während *Escherichia coli* und

Bacteroides dazu fähig sind. Damit ist die Theorie, daß der Intrinsic-Faktor Vitamin B_{12} vor einer Verwertung durch Bakterien schützt, nicht mehr haltbar. Ebenfalls gibt es Hinweise dafür, daß die zur Resorption notwendige Bindung mikrobiell zerstört werden kann. Eine intraluminale Entstehung von Vitamin-B_{12}-Analogen, den inaktiven Cobamiden, ist nachgewiesen worden. Der in vitro benutzte Darminhalt aus dem tiefen Jejunum/Ileum von Patienten mit einem bakteriellen Overgrowth enthielt *Bacteroides fragilis, Clostridium perfringens, Escherichia coli, Lactobacillus* spp., *Streptococcus faecalis/faecium, Klebsiella* und *Proteus*.

Eine Reihe von Intestinalbakterien benötigt Vitamin K, und diesem Bedarf wird durch Zusätze bei ihrer Anzucht Rechnung getragen. Produktion bzw. Verbrauch von Vitaminen durch die Mikroflora sind nachweisbar und hängen von den verschiedenen Keimarten ab. Die Bedeutung der Darmflora für die Vitaminversorgung des Menschen wird jedoch meistens überschätzt. Die Ausnutzung der mikrobiell gebildeten Vitamine ist wegen ihrer herabgesetzten Resorption im distalen Darm, ihrer festen Bindung an die Darmbakterien oder wegen ihres Verbrauchs bzw. ihrer Zerstörung am Ort der Synthese erheblich eingeschränkt, wenn nicht gar unmöglich.

6. Der Mensch und seine Mikroflora

Das Verhältnis des Menschen zu seiner Mikroflora unter dem Gesichtspunkt des Nutzens oder ihrer Schädlichkeit für den Makroorganismus einzuschätzen ist nicht möglich. Es sind nur Teilaspekte bekannt, und ein Einblick in die Gesamtzusammenhänge fehlt. Eine genauere Erklärung ist denkbar, wenn man die Funktionen des mikrobiellen Ökosystems besser kennengelernt hat. Das Experiment des keimfreien Menschen zeigt die Lebensmöglichkeit ohne Mikroflora, doch lebt der Mensch nicht in einer keimfreien Umwelt.

Als wichtigste Aufgabe der autochthonen Mikroorganismen wird die Induktion von körpereigenen Abwehrvorgängen und der Schutz des Wirts vor Infektionen angesehen. Dem kann auch die mikrobielle Einstellung bestimmter Milieubedingungen dienen, wie Ansäuerung oder Erniedrigung des Redoxpotentials. Ferner wirkt die Mikroflora bei physiologischen Stoffwechselreaktionen, indem sie beispielsweise den enterohepatischen Kreislauf der Gallensäuren fördert oder zum Energiegewinn durch den Abbau von unverdaulichen Nahrungsstoffen beiträgt. Die vielgestaltigen und dynamischen Stoffwechselmöglichkeiten der Mikroorganismen erlauben dem Makroorganismus vielleicht eine raschere und bessere Anpassung an wechselnde Umweltbedingungen. Zu beachten ist die Reservoirfunktion des Menschen für seine Mikroflora, deren Keime unter bestimmten Bedingungen pathologische Bedeutung erlangen können.

7. Untersuchungsmethoden

7.1. Materialgewinnung und Untersuchungstechnik

Beim Menschen bereitet die Gewinnung von Untersuchungsmaterial von einigen mikrobiellen Standorten, vor allem vom Magen-Darm-Kanal, dem Respirations- und Urogenitaltrakt, naturgemäß größere Schwierigkeiten, so daß verläßliche Normwerte bei gesunden Individuen kaum vorliegen. Mikroökologische Methodik bedeutet die mengenmäßige Erfassung der verschiedenen Mikroorganismengruppen, ihrer Stoffwechselaktivitäten und der herrschenden Milieubedingungen an dem jeweiligen Standort. Das bedingt aufwendige mikrobiologische Untersuchungsverfahren mit hohen Anforderungen an die Entnahmetechnik, den Materialtransport, die Kulturverfahren und die definitive Identifikation. Durch zahlreiche Mängel in dieser Hinsicht, vor allem bei der Bestimmung der für mikroökologische Analysen so wichtigen Anaerobier, erklären sich heutige unterschiedliche Untersuchungsergebnisse von den verschiedenen Standorten im Vergleich zu denen früherer Jahre. Aus diesem Grunde sind ältere Arbeiten kaum noch verwertbar. Besonders in den letzten Jahren hat die anaerobe Technik durch die klinische Notwendigkeit für vom Menschen stammendes Untersuchungsmaterial einen hohen Stand erreicht, ohne zur Zeit schon allgemein verbreitet zu sein.

Andererseits ist nicht zu verkennen, daß es beim Menschen bei der näheren Charakterisierung der Milieubedingungen und bei der Erfassung der mikrobiellen Stoffwechselaktivitäten, soweit es sich nicht um pathogenetische Prinzipien handelt, noch erhebliche Lücken gibt. Das zeigt sich trotz mancher Fortschritte in letzter Zeit beispielsweise in der immer noch unzureichenden Kenntnis der Physiologie des Gastrointestinaltrakts und auch anderer Standorte. Manche in der allgemeinen Ökologie und Mikrobenökologie bewährte Untersuchungsverfahren sind bisher in der Medizin noch nicht angewandt worden, doch wurden wiederum beim Menschen spezifische Verfahren entwickelt, die möglicherweise verallgemeinert werden können. Es ist unmöglich, hier alle Methoden detailliert darzustellen, dazu muß auf Literaturangaben verwiesen werden. Beispielhaft soll auf einige Verfahren der gastrointestinalen Mikroökologie hingewiesen werden, da besonders für diesen Standort schon zahlreiche, mit moderner Methodik gesicherte Untersuchungsergebnisse vorliegen.

Die Untersuchung der Faeces, obwohl sie nur eine Aussage über die Keime des Enddarmes gestattet, bereitet von der **Materialgewinnung** her keine Schwierigkeiten und ist daher am häufigsten erfolgt. Unveränderte und mengenmäßig ausreichende Proben aus dem Magen und den verschiedenen Darmabschnitten lassen sich nur mit Hilfe von sterilisierten Sonden aus Gummi oder PVC entnehmen, deren Öffnungen wir während der Passage mit einer Kollodiumschicht verschlossen halten. Weitere Verfahren sind schluckbare, außen befestigte Darmpatronen, freie Darmkapseln sowie Darmpunktionen. Allen diesen Methoden zur Materialgewinnung haften gewisse Nachteile an.

Wichtig sind ein rascher und kühler **Transport** des gewonnenen Saftes, eine schnelle Beendigung des mikrobiologischen Untersuchungsganges und ein gegenüber der Untersuchung auf pathogene Keime ungewöhnlich großes Nährbodenspektrum. Gleichzeitig können in dem Saft verschiedene physikalische und chemische Parameter bestimmt werden.

Mikrobiologische Verfahren: Auf Optimalnährböden wird die Gesamtkeimzahl ermittelt. Einzelne Mikroorganismengruppen lassen sich durch Zusatz von selektiv wirkenden Chemikalien anzüchten und mengenmäßig bestimmen. Zur Kultur der strengen Anaerobier sind verschiedene Methoden und Techniken gebräuchlich. Am meisten verbreitet sind die Glove-Box-Technik, das Gas-Pak-System und die Hungate-Technik.

Bei der *Glove-Box-Technik* erfolgen Anzucht und Verarbeitung in einem abgeschlossenen, gasgefüllten Kasten. Alle Manipulationen werden von außen mit Hilfe von Handschuhen durchgeführt. Ständige Umwälzung des Gasgemisches, wobei der Restsauerstoff und die Luftleckrate mittels eines Katalysators kompensiert werden. Ein- und Ausfuhr des Materials erfolgen über einen Schleusenmechanismus. — Das *Gas-Pak-Verfahren* beruht auf einem kommerziell erhältlichen Gasgenerator, der in einem abgeschlossenen Topf eins auerstofffreies Gemisch erzeugt. Katalysator und Redoxindikatoren entsprechen denen in der Glove-Box. — Die *Hungate-*

Technik verwendet präreduzierte Medien und ein sauerstofffreies Gasgemisch, das bei allen Präparationen direkt in die speziell vorbereiteten Kulturröhrchen eingeleitet wird.

Zur quantitativen mikrobiellen Analyse benutzen wir das Tropfverfahren aus einer Verdünnungsreihe. Die Beurteilung der Kolonieform und der mikroskopischen Morphologie im Grampräparat, die biochemische Testung, das Resistenzverhalten gegenüber verschiedenen Antibiotika sowie die Charakterisierung der Stoffwechselleistung mittels gaschromatographischer Verfahren sind notwendig zur Bestimmung der Mikroorganismen. Die Systematisierung der Mikroorganismen erfolgt nach Bestimmungsschlüsseln, wie Bergey's Manual und Anaerobe Laboratory Manual.

Die **mukosale Flora** wird beim Menschen direkt mittels Licht-, Transmissions- oder Rasterelektronenmikroskopie oder kulturell nach Homogenisation der Bioptatgewebestückchen dargestellt bzw. quantitativ ermittelt. Auch immunfluoreszenzmikroskopische Methoden werden zur Bestimmung der wandständigen Flora angewandt.

Die **Stoffwechselreaktionen** der gastrointestinalen Mikroflora lassen sich in vitro und in vivo prüfen. Aus der möglichen Vielzahl sollen hier nur die Bestimmung der konjugierten und dekonjugierten Gallensäuren sowie von Eiweißabbauprodukten, wie Phenole, Kresole, Indol und β-Aspartylglycin, wegen ihrer praktischen Bedeutung in der Medizin genannt werden. Auch die Messung von abgeatmeten Metaboliten in der Ausatemluft, beispielsweise von $^{14}CO_2$ nach Gabe von ^{14}C-Glykocholsäure und von Wasserstoff, kann als sogenannte Breath-Tests zur Diagnostik eines mikrobiellen Overgrowth beitragen. Immer noch fehlen quantitative Methoden, mit denen der Anteil der Mikroorganismen an den Nährstoff- und Energieumsetzungen des Makroorganismus zweifelsfrei ausgewiesen werden kann. Bestimmungen der mikrobiellen Leistungsparameter, des quantitativen Umsatzes und des Stoffflusses, möglicherweise auch ihrer Biomasse sind für die Mikroflora des Menschen noch nicht genügend entwickelt, so daß auch über Energiebeziehungen bisher kaum etwas bekannt ist. Aktivitätsmessungen direkt am natürlichen Standort sind bisher nicht erfolgt. Hier müssen Modellentwicklungen helfen.

Die Methoden zur **Erfassung der Milieufaktoren** sind so mannigfaltig und von so verschiedener Technik, daß auf sie nicht näher eingegangen werden kann.

7.2. *Modelle in der Mikroökologie*

Die mikroökologische Untersuchung des Menschen stößt naturgemäß auf größere Schwierigkeiten, was die Materialgewinnung, die Variation der experimentellen Gegebenheiten, aber auch die Komplexität und Kontrollierbarkeit der unterschiedlichen Parameter betrifft. Deshalb bietet es sich an, den Tierversuch, ferner künstliche, vereinfachte, kontinuierliche Kultursysteme für Mikroorganismen sowie schließlich mathematische Modelle heranzuziehen. In jedem Fall muß man sich über die Grenzen des gewählten Verfahrens und seiner Übertragbarkeit auf die Bedingungen des Menschen im klaren sein. Die verschiedenen Tierspecies weisen unterschiedliche Besiedlungshäufigkeiten und Verteilungen für die Mikroorganismen auf, so daß im Vergleich zum Menschen mit anderen Wechselbeziehungen zwischen Mikro- und Makroorganismus gerechnet werden muß. Die Bedingungen in einer Reinkultur unter entsprechenden Kontrollmaßnahmen für die einzelnen Milieufaktoren sind grundsätzlich anderer Art und verlangen ein besonders sorgfältig simuliertes Zusammenspiel. In statischen Kulturen sind beispielsweise die Generationszeiten für Bakterien meist einheitlicher und bedeutend kürzer als in der natürlichen Umgebung, wo sie an den zahlreichen Mikrostandorten und unter den physiologischerweise wechselnden Milieubedingungen sehr variieren und in der Regel erheblich länger sein können. Das gleiche dürfte prinzipiell für die Stoffwechselaktivitäten der Mikroorganismen zutreffen und eine Reihe von sich widersprechenden Untersuchungsergebnissen am Menschen erklären.

7.2.1. *Vergleichende Mikroökologie bei Mensch und Tier*

Vergleichende Betrachtungen der menschlichen und tierischen Mikroflora sind vor allem für den Magen-Darm-Kanal wichtig, um experimentell Tiermodelle heranziehen oder an bestimmten, bereits gut durchuntersuchten Tierspecies Grundlagenwissen erwerben zu können. Wirt-Mikroflora-Zwischenbeziehungen und Faktoren ihrer Regulation lassen sich ohne Störung durch die körpereigene Flora mit Hilfe von keimfreien und definiert kontaminierten Tieren untersuchen.

Von den verschiedenen Tierarten ist bekannt, daß sich Zusammensetzung und Menge der gastrointestinalen Mikroflora in den einzelnen Abschnitten des Verdauungskanals unterscheiden. So sind Maus, Ratte, Schwein, Hund, Affe, Huhn u. a. im Magen und

Tabelle 6

Lokalisation und Menge der Mikroflora im Magen-Darm-Kanal des Menschen und verschiedener Laboratoriumstiere
Verändert nach: B. S. Drasar, M. J. Hill und R. E. O. Williams, in: Metabolic aspects of food safety, hrsg. v. F. J. C. Roe. Oxford 1970.

	Mensch	Kaninchen	Meerschweinchen	Ratte	Maus
Magen	0–5	0–6	5–6	7–9	7–9
Proximaler Dünndarm	0–4	0–5	5–6	6–8	7–9
Distaler Dünndarm	5–7	6–7	6–7	7–8	7–8
Dickdarm	7–10	8–9	8–9	8–9	8–9
Rektum u. Faeces	10–11,5	9–10	9–10	9–10	9–10

Keimzahlen in log/g Feuchtgewicht

Tabelle 7

Aktivität der bakteriellen β-Glucuronidase im Dünndarm des Menschen und verschiedener Laboratoriumstiere.
Nach B. S. Drasar und M. J. Hill: Human intestinal flora. Academic Press.
London, New York, SanFrancisco 1974

	Aktivität der β-Glucuronidase (nmol abgebautes Substrat/h/g Inhalt) Proximaler Dünndarm	Distaler Dünndarm
Mensch	0,02	0,9
Kaninchen	2,4	45,4
Meerschweinchen	2,7	139,0
Ratte	304,0	1341,0
Maus	1200,0	5015,0

Dünndarm durchgehend stärker besiedelt als der Mensch (Tab. 6), was bei physiologischen Stoffwechseluntersuchungen zu beachten ist. Die Tabelle 7 zeigt als Beispiel die erheblichen Unterschiede in der Aktivität der bakteriellen β-Glucuronidase im oberen und unteren Dünndarm des Menschen und verschiedener Nagetiere. Weitere Speciesdifferenzen sind in der Praxis tierexperimenteller Untersuchungen sichtbar geworden. So wird z. B. Cyclamat bei der Ratte durch *Clostridium*, beim Kaninchen vorwiegend durch *Enterobacteriaceae* und beim Menschen durch *Streptococcus faecalis/faecium* zu Cyclohexylamin metabolisiert, das bei Ratten kanzerogen ist, was bei der Übertragung tierexperimentell ermittelter Befunde beachtet werden muß.

Elektronenmikroskopisch wurde im Magen von Ratte und Maus eine dicke Schicht von *Lactobacillus*, Spirillen und Hefen festgestellt. Auch im Rattenileum wurden auf der Wand massenhaft filamentöse Bakterien gesehen. Über das Vorkommen einer Aufwuchsflora im oberen Dünndarm dieser Tiere sind die Meinungen geteilt (keimfrei bzw. *Lactobacillus* bis zu 10^8/g). Dem Menschen am nächsten scheint die Magen- und Dünndarmflora des Schweines zu kommen, wobei hier ebenfalls deutlich eine Besiedlungsschranke an der Ileocoecalklappe zu erkennen ist. Somit kommt dem Schwein neben dem Affen als geeignetem Tiermodell für diesen Bereich Bedeutung zu. Nager können nur für Untersuchungen bestimmter Fragestellungen, z. B. als lactoseadaptierte Ratte, und Fleischfresser, wie Hunde und Katzen, wegen ihrer unterschiedlichen Ernährungsweise oft überhaupt nicht eingesetzt werden.

Für die Beurteilung der tierischen Faecalflora gelten prinzipiell die gleichen Einschränkungen wie für die menschliche. Sie ist beim Rhesusaffen sehr ähnlich der des erwachsenen Menschen, wobei *Bifidobacterium* und *Lactobacillus* wesentlich häufiger gefunden werden und *Clostridium* stets fehlt.

Beim Schwein liegt die Gesamt-Keimzahl in gleicher Höhe, der Anteil von *Enterobacteriaceae* und *Streptococcus* ist jedoch wesentlich niedriger. Relativ oft treten *Spirillaceae* und *Spirochaeta* auf.

Auch bei Maus und Ratte überwiegen die anaeroben Keime, besonders *Bacteroidaceae*. *Spirillaceae* können in großen Mengen auftreten (10^8/g Stuhl). Die Werte von *Lactobacillus* liegen konstant, aber um ein bis zwei Zehnerpotenzen niedriger als die der *Bacteroidaceae*. *Bifidobacterium* und *Peptostreptococcus* werden nur gelegentlich, *Enterobacteriaceae* und *Streptococcus* in einer Menge von 10^4 bis 10^6/g gefunden. Beim Kaninchen dominieren die *Bacteroidaceae* (10^9 bis 10^{10}/g), während *Peptostreptococcus* und *Spirillaceae* mit 10^8 bis 10^9/g eine weniger zahlreiche Begleitflora bilden. Andere Anaerobier treten nur gelegentlich in großen Mengen auf, meist fehlen sie. *Spirochaeta*, *Lactobacillus* und *Veillonella* fehlen stets, *Clostridium* oft. *Streptococcus* ist nicht zahlreich oder fehlt.

Unter den Keimarten beim Meerschweinchen ist *Peptostreptococcus* am zahlreichsten vertreten (10^9/g), gefolgt von weiteren Anaerobiern, *Lactobacillus*, *Streptococcus*, *Corynebacterium* und *Bacillus*. *Enterobacteriaceae* und *Staphylococcus* fehlen meist.

Die Faecalflora von Hund und Katze ist verhältnismäßig ähnlich der des Schweines. Dominierend sind die Anaerobier (*Bacteroidaceae*, *Peptostreptococcus*, oft *Bifidobacterium* u. a.) sowie *Lactobacillus*. Die Werte für *Lactobacillus* und *Streptococcus* sind um eine Zehnerpotenz höher als beim Schwein. *Clostridium* tritt stets in großen Mengen (10^8 bis 10^9/g) und am höchsten bei der Katze auf. *Enterobacteriaceae* 10^6 bis 10^8/g.

Eine besondere Art des Tiermodells wurde für das Studium der Hautmikroflora beschrieben. Hierfür werden bisher thymuslose Mäuse benutzt, die aber hinsichtlich ihrer Entzündungsreaktion nach mikrobieller Infektion Nachteile aufweisen. Es gelang nun, menschliche Leichenhaut auf haarlose Mäuse zu transplantieren, ohne daß ihre Mikroflora, vor allem hinsichtlich *Propionibacterium acnes*, wesentlich verändert war.

7.2.2. Kontinuierliche Kultur der Mikroorganismen

Wachstum und Stoffwechselreaktionen von Mikroorganismenpopulationen und ihre Wechselwirkungen lassen sich unter kontrollierten Umweltverhältnissen mit Hilfe einer kontinuierlichen Kultur studieren. In diesen Experimenten werden möglichst einfache und übersichtliche Versuchsbedingungen angestrebt, wobei in den Ökosystemen die Mischkultur die Regel ist. Die Kultivierung der Mikroorganismen erfolgt in einer Nährlösung, in der eine mechanische Durchmischung für eine homogene Verteilung der Keime, ihrer Stoffwechselprodukte sowie der zugeführten Nährstoffe und Gase sorgt. Für eine Simulation der Verhältnisse im Magen-Darm-Kanal müssen zusätzlich noch anaerobe Bedingungen geschaffen werden. In einer kontinuierlichen Kultur wird durch kontinuierliche Nährlösungszugabe das Kulturvolumen konstant gehalten, die Zuflußrate der Nährlösung entspricht der Abflußrate der Kulturlösung. In den entnommenen Proben lassen sich qualitative und quantitative Untersuchungen der Mikroorganismen und der verschiedenen Stoffwechselprodukte durchführen. Einfache Differentialgleichungen erlauben die Beschreibung beispielsweise der Wachstumskinetik (Monod-Modell).

Einige der Bedingungen für eine kontinuierliche Kultur seien am Beispiel des von unserer Arbeitsgruppe entworfenen Modells für anaerobe Verhältnisse dargestellt.

Das System muß während der Untersuchung gegenüber der Atmosphäre völlig abgeschlossen sein. Ferner erfolgt eine ständige Begasung mit einem streng sauerstofffreien Gasgemisch (95% Stickstoff, 5% Kohlendioxid). Das Kultivierungsgefäß mit einem Arbeitsvolumen von 150 ml ist durch einen Wassermantel konstant auf 37 °C temperiert. Die Durchmischung der Kulturlösung erfolgt mittels Magnetrührer. Über Zu- bzw. Abflüsse werden der Austausch der Kulturlösungen, die Zugabe und Entnahme von Untersuchungsmaterial sowie die Begasung vorgenommen. Schlauchpumpen sorgen für eine ständige Zirkulation. Zur Kultur dient ein flüssiges Komplexnährmedium.

7.2.3. Kompartimentierung und mathematische Modellierung

Arbeiten unter diesem Gesichtspunkt sind zur Mikroökologie des Menschen bisher aus dem Schrifttum kaum bekannt geworden. Das liegt sicherlich daran, daß Häufigkeit und Menge des Vorkommens von Mikroorganismen, ihre genauere Verteilung am Standort, die Stoffwechselleistungen, der Stoffaustausch und die Bewegungen dieser Parameter noch unzureichend untersucht worden sind. Eine einfache Kompartimentierung wird für die Mundhöhle angegeben (Abb. 7).

Selbst so relativ einfache Fragen wie die nach den qualitativen und quantitativen Beziehungen zwischen der luminalen und wandständigen Mikroflora im Magen-Darm-Kanal sind noch nicht beantwortet. Die Größen für Ausmaß, Kapazität und Wechselbeziehungen der Kompartimente Lumen und Mukosa sind nicht einmal beim Tier bestimmt, zum Teil ist ihre Bestimmung methodisch noch nicht gelöst. Einige Beziehungen zwischen aeroben und anaeroben Mikroorganismen sowie die Verzahnung der mikrobiellen Nahrungsketten an den einzelnen Standorten lassen sich erst teilweise zum Ausdruck bringen. Damit könnten aber Fragen nach dem Sinn und Nutzen dieser Mikroflora für den Makroorganismus, nach dem Ausmaß des symbiontischen Zusammenwirkens umfassender beantwortet werden. Die Stoffwechselfunktionen der Mikroflora haben einen größeren Anteil an physiologischen Prozessen des Makroorganismus, beispielsweise an der Nahrungsverdauung und Resorption, ohne daß wir bis heute das Ausmaß auch nur größenordnungsmäßig richtig einschätzen können. Dieses wurde sichtbar, als man jüngst die Bedeutung des Kolons als Energieverwerter beim Menschen erkannte, ein Prozeß, der durch die mikrobielle Fermentation noch unverdauter Kohlenhydrate und die effektive Resorptionsfähigkeit des Kolons für kurzkettige Fettsäuren bestimmt wird. Für derartige Untersuchungen könnte der Versuch einer Kompartimentierung unter voller Einbeziehung der Mikroflora lohnenswert sein.

In der Ökologie sind mathematische Modelle, die Computeroperationen erlauben, für quantitative Voraussagen von dynamischen Änderungen in bestimmten Zeitabschnitten, z. B. zur Untersuchung der Populationsdynamik, üblich. Sie erweitern die experimentellen Möglichkeiten und das Verständnis des Systems sowie seiner kontrollierenden Faktoren erheblich. Mit Hilfe von Modellbildungen läßt sich z. B. die Wachstumskinetik von Mikroorganismen unter verschiedenen Kulturbedingungen betrachten. Mathematische Modelle für die Pansenmikroflora erlauben heute schon einen Einblick in zelluläre und subzelluläre, metabolische und physiologische Prozesse und lassen eine Identifikation ihrer primären Determinanten zu. Ausgehend von relativ einfachen Blockdiagrammen werden die mathematischen Verknüpfungen erarbeitet, und die Validität des Modells wird schließlich experimentell überprüft. Bei unzureichender Güte der Anpassung muß eine Modelloptimierung erfolgen.

Infolge der vereinfachenden Darstellung komplizierter Verknüpfungsverhältnisse kann die Modellierung auch für die Mikroökologie des Menschen Bedeutung erlangen. Zur Aufstellung eines Modells ist oft nur eine verhältnismäßig geringe Anzahl von Variablen unter Ausschluß von unwesentlichen Systemelementen erforderlich. Diese Daten lassen sich zum Teil auch unter experimentellen Bedingungen gewinnen. Wichtig sind verläßliche spezifische Parameter vom jeweiligen Standort, wie Menge und Art der Mikroorganismen, Nährstoffumsatzraten, Stoffwechselproduktmengen u. ä., die sogenannte „Schlüsselfaktoren" darstellen. Die Zeitreihe sollte hinreichend dicht sein, und schließlich müssen möglichst viele der das System verändernden Faktoren bekannt sein. Zufällige Veränderungen durch äußere Einflüsse sollten in den gegebenen offenen Systemen nach Möglichkeit berücksichtigt werden. Die aus diesen Erfordernissen entstehenden stochastischen Modelle sind mathematisch verhältnismäßig schwierig zu behandeln, aber mit Hilfe der schon jetzt vorhandenen mathematischen Theorien zur Systemanalyse und der modernen Rechentechnik doch darstellbar. Erhebliche Lücken bestehen hingegen beim Untersuchungsgegenstand und bei der Anzahl der verfügbaren Daten, die die Anwendung der Methode auf die Mikroökologie des Menschen derzeit noch stark einschränken.

II. Spezielle Mikroökologie des Menschen

8. Standorte

8.1. Mundhöhle

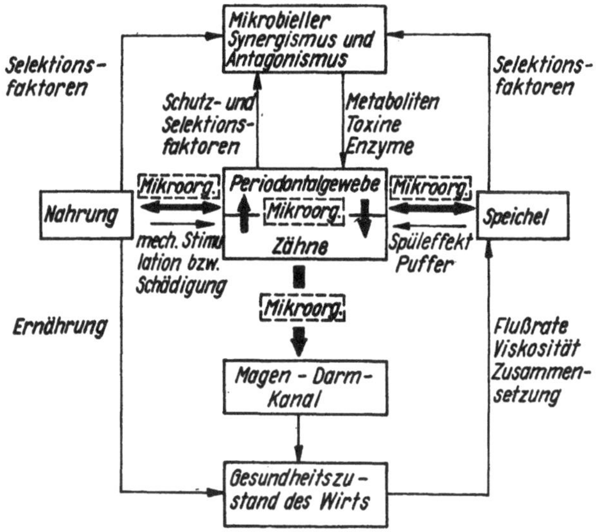

Abb. 7. Wechselwirkung zwischen Mikroflora und Umwelt im Biotop Mundhöhle (in Anlehnung an: BISSET, K. A., u. G. H. G. DAVIS: The microbial flora of the mouth. Heywood London 1960).

Die Mundhöhle ist der am stärksten mit exogenen Faktoren in Berührung kommende Schleimhautbezirk des menschlichen Körpers. Durch Luft- und Nahrungsaufnahme besteht eine ständige Konfrontation mit Mikroorganismen der Umwelt (Abb. 7). Durch die anatomischen Gegebenheiten existieren zahlreiche Mikrostandorte, die einerseits ihre ökologischen Besonderheiten haben, andererseits aber auch vom Gesamtbiotop beeinflußt werden. Das gesamte Milieu Mundhöhle bietet günstige Lebensbedingungen für Mikroorganismen. Die drei wichtigsten ökologischen Determinanten sind Nahrung, Redoxpotential und Adhärenz. Eine Reihe von unspezifischen Faktoren wirkt auf die Keimzahl. So wird sie vom Speichel (Spülwirkung, Redoxpotential, pH-Wert, Gehalt an Ionen, Salzen und Enzymen), vom Schluckvorgang, von der Nahrung (Zusammensetzung, Konsistenz, Zahl der Mahlzeiten), von mikrobiellen Wechselwirkungen, von der Mundhygiene, der Leukodiapedese, der Phagozytose und den Immunreaktionen sowie der Epithelzelldesquamation beeinflußt (Kapitel 4).

Pioniere der Mundhöhlenforschung vergleichen sie mit einem biphasischen Nährmedium, wie es sich zur Kultur anspruchsvoller bzw. anaerober Keime bewährt hat. Die feste Phase stellen die Zähne, Schleimhaut, Zahnstein und Speisereste dar, die flüssige der Speichel. Die Mikroorganismen besiedeln, wie auch in der künstlichen Kultur, den Grenzbereich beider Medien. Von der festen Oberfläche sind die Mikroorganismen häufig durch eine organische Zwischenschicht getrennt. Betrachtet man die Mundhöhle als Ganzes, werden oft die Keimzahlen des Speichels angeführt. Abgesehen davon, daß er eine Mischung von serösem und mukösem Sekret darstellt, wird seine Zusammensetzung von zahlreichen Faktoren beeinflußt. Bekannt sind rhythmische, tageszeitliche Schwankungen der Menge, des Gehaltes an Elektrolyten und Proteinen, und es existieren Unterschiede zwischen den Sekretionen der einzelnen Drüsen sowie erhebliche Unterschiede von Individuum zu Individuum. Auch psychische Bedingungen, wie Angst, Schmerzzustände und Erregung, beeinflussen die Sekretion. Die Keimzahlen des Speichels werden mit 10^8 bis 10^9 Keimen pro ml angegeben (s. Tab. 8). Das Verhältnis von Anaerobiern zu Aerobiern beträgt 3—10:1. Diese Angaben widerspiegeln sowohl in der Quantität als auch in der Qualität die Zungenpopulation.

8.1.1. Eubiose

Zungenoberfläche. Dieses Biotop ist als ein ausgeprägt aerober Standort bekannt. Die gramnegativen Keime sind mit 50 bis 65%, die grampositiven Keime mit 35 bis 50% vertreten. Hauptformen sind *Streptococcus salivarius* (mehr als 50%), gefolgt von *Streptococcus mitis* und *Streptococcus sanguis*. Am zweithäufigsten ist die Gattung *Veillonella*, es folgen *Corynebacterium* und *Propionibacterium*. Von weiteren kokkenförmigen Mikroorganismen kommen neben *Staphylococcus* und *Micrococcus* auch *Peptococcus* und

Tabelle 8

Biotop Mundhöhle: Qualitative Zusammensetzung der Mikroflora in der Eubiose

Standort	Keimzahl (pro ml oder g)	Aerobier		Anaerobier	
Zungen-oberfläche	10^8—10^9 (Speichel)	*Strept. salivarius* *Strept. mitis* *Strept. sanguis* *Micrococcus/ Staphylococcus* *Corynebacterium*	*Neisseria* *Vibrio* *Enterobacteriaceae* *Candida* u. a.	*Peptococcus* *Peptostreptococcus* *Propionibacterium* *Actinomyces* *Campylobacter sputorum*	*Veillonella* *Bact. melaninogenicus* *Bact. oralis*
Wangen-schleimhaut		*Strept. sanguis* *Strept. salivarius* *Strept. mitis*			
Zahn-oberfläche	10^{10}—10^{11} (Plaquesub-stanz)	*Strept. mutans* *Strept. sangius*	*Neisseria* *Hämophilus* *Actinobac. actino-mycetemcomitans* *Mycoplasma* Protozoen	*Peptostreptococcus* *Actinom. viscosus* *Actinom. israeli* *Actinom. odontolyt.* *Actinom. naeslundii* *Nocardia* *Rothia* *Lactobacillus*	*Veillonella* *Fusobacterium* *Leptotrichia* *Bact. oralis* *Bact. corrodens* *Bacterionema* *Propionibacterium*
Sulcus	10^{11}—10^{12}	*Strept. sanguis*	*Mycoplasma*	*Strept. intermedius*	*Veillonella parvula*

Tabelle 8 (Fortsetzung)

Standort	Keimzahl (pro ml)	Aerobier		Anaerobier	
gingivalis		*Strept. mitis* *Staph. epidermidis* *Micrococcus*	*Entamoeba gingivalis* *Trichomonas tenax*	*Strept. mobillorum* *Strept. constellatum* *Peptostrepto. micros* *Lact. casei* *Lact. acidophilus* *Eubacterium lentum* *Eubacterium timidum* *Prop. acnes* *Rothia dentocariosa* *Actinom. viscosus* *Actinom. odontolyticus* *Actinom. naeslundii* *Actinom. israelii*	*Capnocytophaga gingivalis* *Capnocytophaga ochracea* *Bact. oralis* *Bact. gracilis* *Bact. intermedius* *Bact. melaninogenicus* *Fusobact. nucleatum* *Eikenella corrodens* *Wolinella* *Campylobact. sputorum* *Selenomonas sputigena* *Trep. buccale* *Trep. vincentii* *Trep. denticola* *Trep. mucosum* *Leptotrichia*

Peptostreptococcus vor. Von der Gattung *Bacteroides* ist *Bact. melaninogenicus* zu isolieren. Die Anaerobier nehmen jedoch zahlenmäßig nur einen kleinen Anteil an diesem Standort ein. Vertreter der *Enterobacteriaceae* sind hier häufiger zu finden als an anderen Stellen der Mundhöhle. Oft, wenn auch quantitativ in unbedeutender Menge, sind Hefen der Gattung *Candida* u. a. vertreten. Für die letztgenannte Gruppe ist problematisch, ob sie zur Standortflora in der Eubiose gerechnet werden müssen. Das Vorkommen von *Candida albicans* ist bedeutungsvoll im Hinblick auf das Entstehen von mykogenen Infektionen.

Wangenschleimhaut. Sie verdankt ihre relative Keimarmut dem verminderten Haftvermögen der Mikroorganismen an den Epithelzellen. Dieser Adhärenzinhibitionseffekt wird durch Speichelglukoproteine verursacht. Dazu kommt, daß die abgelösten Mikroorganismen in starkem Maße aggregieren.

Lippen. Die Lippen können sowohl intraorale Mikroorganismen als auch typische Hautvertreter aufweisen. Sie sind in diesem Sinne kein eigentliches Biotop.

Alveolarfortsatz. Diese Region ist gekennzeichnet durch häufigeres Vorkommen von anaeroben Mikroorganismen. Unterschiede bestehen zwischen der Ober- und Unterkiefermolarregion. Die Plaquestruktur der Gingiva zeigt überwiegend primär an Epithelzellen gebundene kokkoide Organismen, die von verschiedenen stäbchenförmigen oder filamentösen Formen belegt sind.

Zahnoberfläche. Hier ist eine starke Abhängigkeit der Mikroflora von den Nahrungs- und Kaugewohnheiten, von der Mund- und Zahnpflege festzustellen. Zahnbelag und Plaquebildung sind auch in der gesunden Mundhöhle zu finden. Eine bedeutsame Zunahme geht mit Karies einher.

Die supragingivalen Plaques sind auf der Zahnoberfläche bzw. dem Zahnersatz fest haftende mikrobielle Akkumulationen mit einer bestimmten strukturellen Organisation. Sie bestehen zu 70 bis 90% aus Mikroorganismen in Mengen von $10^{10}-10^{11}$/g und einer organischen Matrix aus Speichelglykoproteinen und extrazellulären Produkten der Mikroorganismen (Abb. 8). Plaques bilden sich in typischer Weise durch Sukzession verschiedener Keime. *Streptococcus sanguis* formt in wenigen Minuten die ersten Kolonien, gefolgt von *Streptococcus mutans*. Beide produzieren besonders bei Saccharosezufuhr extrazelluläre Substanzen wie Glucane und Fructane. Mit Hilfe spezifischer Rezeptoren haften auf diesen

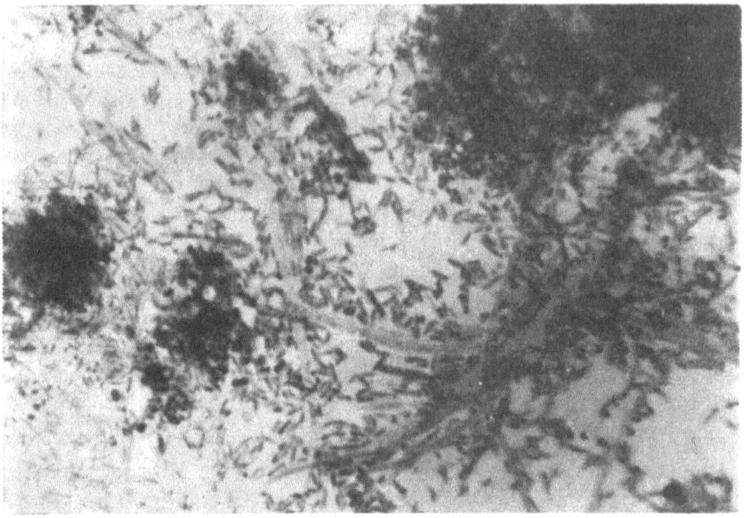

Abb. 8. Supragingivaler Plaque, bestehend aus zahlreichen gramnegativen und grampositiven Stäbchen und Kokken, die an filamentösen Bakterien lagern. Negativvergr. 630:1, Positivvergr. 1890:1 (bei Format 7×10 cm)

Polymeren andere Mikroorganismen wie *Propionibacterium*, *Lactobacillus*, *Actinomyces*, *Leptotrichia*, *Fusobacterium* und *Veillonella* (Tab. 8). Mit der Zunahme von Alter und Dicke der Plaques wächst auch der Anteil der anaeroben filamentösen Formen, die pallisadenartig mit einem Ende fest an der Oberfläche haften. An ihren freien Enden siedeln die gramnegativen Anaerobier. Besonders geschützte Stellen auf den Plaques weisen eigentümliche Strukturen auf, die sogenannten „corn-cob"-Formationen. Bei ihnen kolonisieren auf den freien Enden von *Bacterionema* Kokken, so daß „maiskolben"ähnliche Strukturen entstehen. Ob hierbei wirklich eine Symbiose vorliegt, ist noch ungewiß. In den Plaques findet eine Wechselwirkung statt zwischen synthetisierenden und abbauenden Enzymen der verschiedenen Mikroorganismen, die saure Metaboliten bilden. Typisch ist ein Ernährungskommensalismus: *Streptococcus mutans*, *Lactobacillus* und *Actinomyces* produzieren Milchsäure, die von *Veillonella* als Energiequelle genutzt wird. Durch ihr Wachstum wird das Redoxpotential erniedrigt und den strengen Anaerobiern die Siedlung ermöglicht. Bei diesem Wandel von einer einfachen zu einer komplexen Flora sind in den Plaques erhebliche Veränderungen des Redoxpotentials von rH +200 bis auf

—200 mV im Laufe von 14 Tagen festzustellen. Die Intensität der Plaquebildung ist individuell verschieden. An geschützten Flächen, wie zwischen den Zähnen und nahe der Gingiva, tritt eine besonders komplexe Mikroflora auf. Die hier lokalisierten Plaques beeinflussen wiederum die Entstehung der subgingivalen Plaques im Sulcus gingivalis.

Sulcus gingivalis. In der Zahnfleischfurche bzw. Zahnfleischtasche findet sich ein Exsudat, die Sulcusflüssigkeit. Sie ist ein reich besiedelter mikrobieller Standort mit zahlreichen Anaerobiern verschiedener Gattungen (Tab. 8). Bei völliger Gebißgesundheit kann die Zahnfleischfurche fehlen. Streng anaerobe Formen, wie *Treponema*, sind nur an diesem Standort vorhanden und auf spezielle Substrate des Wirts angewiesen. So benötigen *Treponema* alpha-2-Globulin und *Bacteroides melaninogenicus* Haemin. Weiterhin werden Aminosäuren, Epithelzellen und Leukozyten verwertet, wobei typischerweise reichlich niedere Fettsäuren entstehen (foetider Geruch). Die gesteigerte Motilität und die Peptidaseaktivität der Leukozyten, bedingt durch einen erhöhten Kalziumgehalt, führen zu einer vermehrten Phagozytose und Leukozytendiapedese, so daß die Keimzahlen in Grenzen gehalten werden. Hinzu kommt eine Schwemmwirkung der Sulcusflüssigkeit. Mit zunehmender Taschentiefe und infolge mechanischer Hemmung durch Plaques wird diese jedoch weniger wirksam, und die mikrobielle Besiedlung nimmt zu. Das Milieu ist günstig für die Zahnsteinbildung, wobei vor allem filamentöse Mikroorganismen zu finden sind.

Im Sulcusbereich siedeln auch freilebende, nicht haftende Mikroorganismen, die zum Teil beweglich sind, wie *Campylobacter*, *Capnocytophaga*, *Selenomonas*, *Treponema* und *Vibrio*. Im Sulcus gingivalis sind ebenfalls Plaques-Zonen an den Zähnen vorhanden. Die subgingivalen Plaques bilden sich durch anhaftende grampositive Stäbchen und Kokken, an denen gramnegative Stäbchen und Kokken kolonisieren. In einem gesunden Sulcus überwiegen quantitativ die grampositiven Formen.

8.1.2. Dysbiose

Die orale Dysbiose ist gekennzeichnet durch Veränderungen der Standortflora in Richtung Vermehrung oder Verminderung einzelner Arten bzw. der Ansiedlung von Fremdkeimen infolge dieser Verschiebung. Darüber hinaus gibt es natürlich Allgemeininfektionen, bei denen sich der Erreger nur zeitweilig in der Mundhöhle aufhält. Bei der Actinomykose, der Dentitio difficilis, den Fusospirochätosen, den Mykosen, der bakteriellen Stomatitis und bei virusbedingten Mundschleimhauterkrankungen sind endogene Infektionen wahrscheinlich. Eine große Rolle spielen dabei Veränderungen in der spezifischen und unspezifischen Infektabwehr. Mikrobielle Enzyme, ihre Stoffwechselprodukte u. a. können gewebeaufschließend wirken, zu einem zytopathisch-destruktiven Prozeß führen und damit die Infiltration weiterer Gewebeschichten und Organe ermöglichen. Unter diesem Aspekt können auch die Karies und Parodontopathien betrachtet werden. Ähnlich liegen die Verhältnisse für pilzbedingte Veränderungen. Es ist die Frage zu stellen, ob z. B. einzelne *Candida albicans*-Zellen im eubiotischen Zustand der Mundhöhle vorkommen können oder ob dies bereits eine Dysbiose charakterisiert. Zweifellos ist die Ausbildung des Soors als Dysbiose zu sehen.

Karies. Von den vielen Komponenten, die zur Kariesentstehung führen, ist die vermehrte Bildung von Plaques ein entscheidender Schritt. Von Bedeutung sind die bakterielle Glykolyse und die damit verbundene Bildung von Säure, die das Calciumphosphat von Schmelz und Dentin in die lösliche Form überführt. Auch organische Substanzen werden unter sauren Bedingungen hydrolysiert. Die Keimzahlen von *Strept. mutans* und *Lactobacillus* zeigen eine Korrelation mit der Kariesaktivität (s. auch Kap. 4.1., 4.2.3., 5.2.1.–2.).

Gingivitis. Entzündungen des Zahnfleisches gehen mit einer Vermehrung der gingivalen Plaques einher. Grampositive Anaerobier sind dominierend, besonders *Actinomyces*. Aber auch die gramnegativen Anaerobier werden häufiger isoliert als von der gesunden Gingiva (Tab. 9). Auf der äußeren Oberfläche alter Plaques wird *Bacterionema*, umgeben von kokkoiden Formen („corn-cob"-Formation), gefunden.

Periodontitis. Bei der Ausbreitung von Entzündungen im periodontalen Gewebe kommt es zu Strukturveränderungen, Zahnlockerung bis zum Verlust der Zähne und zur Knochenzerstörung. Immunologische und mikrobielle Vorgänge werden dafür verantwortlich gemacht. Die zu isolierenden Hauptformen sind *Bacteroides asaccharolyticus* (bis zu 50%), *Fusobacterium nucleatum, Capnocytophaga, Selenomonas sputigena, Eikenella corrodens, Wolinella succinogenes, W. recta, Bact. gracilis, Bact. oris, Bact. buccae, Bact. denticola, Bact. loeschei.* Bei der akuten Periodontitis spielen nicht haftenden Formen die Hauptrolle. Bei den chronischen Formen sind subgingivale Plaques vermehrt mit *Actinomyces viscosus* und *Actinomyces naeslundii* feststellbar. Mit den genannten gramnegativen Anaerobiern lassen sich bei keimfreien Tieren periodontale Infektionen erzeugen mit entsprechendem Knochenabbau. *Bact. asaccharolyticus* wird verantwortlich für den Knochenabbau gemacht. Bei der juvenilen Periodontitis wird dagegen nicht *Bact. asaccharolyticus* gefunden, sondern *Capnocytophaga ochracea* und *Bact. melaninogenicus* (Tab. 9), neuerlich aber auch *Bact. loeschei* und *Bact. denticola*.

Tabelle 9

Prävalenz einiger Anaerobier auf der gesunden Gingiva und bei stomatologischen Erkrankungen
(Nach: C. E. NORD: Anaerobic microorganisms in gingival plaque. In: T. LEHNER u. G. CIMASONI: The borderland between caries and periodontal disease II, Academic Press London, N.Y. 1980)

	Strept. (anaerob) *Peptococcus* *Peptostrept.*	*Actinom.*	*Bact. melaninog.*	*Bact. asaccharol.*	*Capnocytophaga ochracea*	*Fusob.*
Gesunde Gingiva	++	++	±	–	–	±
Gingivitis	++	+	+	+	±	+
Juvenile Periodontitis	±	±	++	–	++	+
fortgeschrittene Periodontitis	+	+	+	++	+	+

++ vorherrschend; + häufig; ± gelegentlich; – selten

Akute nekrotisierende ulcerative Gingivitis (Angina Plaut-Vincenti). Ihr Entstehen ist verbunden mit prädisponierenden Faktoren von seiten des Wirtes und einem mikrobiologischen Komplex aus *Fusobacterium* und *Spirochaeta*. Diese dringen in das Gewebe ein und verursachen die zu beobachtenden Läsionen. Die präzise ökologische Ursache ist dabei noch unklar.

Odontogene Abszesse. Die periodontalen Abszesse sind gekennzeichnet durch Mischinfektionen, wobei 60 bis 75% der kultivierbaren Formen anaerobe gramnegative Stäbchen sind. Am häufigsten ist *Bacteroides asaccharolyticus* zu isolieren. Die Abszesse können durch eine vorher existierende Periodontitis entstehen. Sie können aber auch bei klinisch gesunder Gingiva auftreten, wobei ein Verschluß des gingivalen Sulcus durch Nahrung, Schrumpfungsprozesse oder starke Plaquebildung und damit veränderten Fluß der Sulcusflüssigkeit denkbar ist. Von den periapicalen Abszessen ist zu 75% eine anaerobe bis mikroaerobe Mischflora zu isolieren, so vergrünender *Streptococcus* und *Staphylococcus epidermidis*. Unter den Anaerobieren sind *Fusobacterium nucleatum, Bacteroides melaninogenicus, Bacteroides oralis, Bacteroides ruminicula, Peptostreptococcus micros* und *Streptococcus intermedius* zu finden.

8.2. Magen-Darm-Kanal

Die einzelnen Abschnitte des Magen-Darm-Kanals weisen sehr unterschiedliche Milieubedingungen auf, die in einigen physikochemischen Charakteristika sogar recht extrem sein können (s. Kap. 4.1.—2.). Als Folge hat sich eine Reihe von verschiedenen Mikrobiozönosen herausgebildet, die trotz der bestehenden engen Wechselbeziehungen für jeden Standort getrennt bestimmt und auch in ihrer physiologischen und pathogenetischen Bedeutung für den Makroorganismus eingeschätzt werden müssen. Für zahlreiche mikroökologische Probleme des Menschen sind Teile des Gastrointestinaltrakts beispielhaft. Das Kolon ist mengenmäßig das Hauptreservoir, während die oberen Abschnitte in der Regel spärlicher besiedelt sind. Die mit der Tiefe zunehmende Anaerobiose bedingt bessere Siedlungsmöglichkeiten sogar für streng sauerstoffempfindliche Keime. Die unterschiedliche quantitative, aber auch qualitative Verteilung der Mikroflora im Magen-Darm-Kanal kommt in der Abbildung 9 zum Ausdruck.

8.2.1. Magen

Der Magen wird auf Grund seines Säurevorkommens oft als entscheidende Barriere für die mikrobielle Besiedlung des menschlichen Gastrointestinalkanals angesehen. Die immer noch häufige Auffassung seiner prinzipiellen Keimfreiheit läßt sich nicht mehr aufrechterhalten. Nur bei etwa 10% der untersuchten gesunden Probanden konnten wir keine Keime nachweisen. Die in den Magen

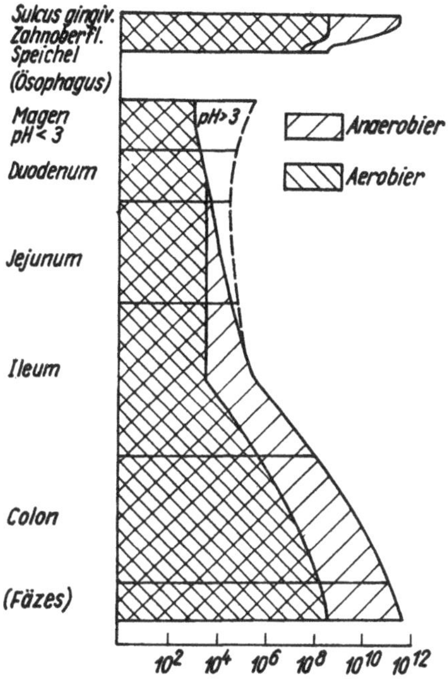

Abb. 9. Verteilung der Anaerobier und Aerobier in der Mundhöhle und im Magen-Darm-Kanal.

gelangenden Mikroorganismen entstammen vor allem der Nahrung und der Mundhöhle. Allein für die letztere Quelle kann die tägliche Menge, wenn man eine Speichelsekretion von 1000 ml/Tag und eine Keimzahl von 10^8/ml zugrunde legt, auf 10^{11} Keime geschätzt werden. Gewisse Bedingungen, wie Temperatur und Feuchtigkeit, sind im Magen optimal. Schleimhautfalten und die Areae bzw. Foveolae gastricae sind als ökologische Nischen in Betracht zu ziehen. Zum Schutz vor Selbstverdauung besitzen die Magenwände eine Schleimschicht, die als Schutz- und Haftschicht sowie als Nährstoffquelle für Mikroorganismen gilt, andererseits aber regulative Faktoren, wie Immunglobuline und Enzyme, enthält. Auch im Magen, wie überhaupt im gesamten Gastrointestinaltrakt, besteht neben der im Lumen verteilten Mikroflora eine auf der Schleimhaut haftende Flora, die mikroskopisch nachgewiesen werden kann. Durch die Peristaltik und den Abtransport der Speisen erfolgt ein ständiger Mittransport von Mikroorganismen in den tieferen Verdauungskanal.

8.2.1.1. Eubiose

Die Höhe der im Magensaft feststellbaren Keimzahlen ist in einem gewissen Bereich abhängig von seiner Azidität (s. Kap. 4.1.5.). Bei Magengesunden und -kranken läßt sich ein deutlicher Unterschied für pH-Werte über und unter 3 feststellen. So sind bei pH > 3 insgesamt höhere Keimzahlen und eine größere Keimmannigfaltigkeit in der Eubiose zu registrieren. Häufig sind zu isolieren: *Lactobacillus*, besonders *Lactobacillus acidophilus* Typ I, *Lactobacillus fermenti*, *Streptococcus* (besonders *Strept. mitis* und *Strept. salivarius*), *Staph. epidermidis*, *Micrococcus*, *Neisseria*, *Corynebacterium* und Hefen. Sporadisch kommen Anaerobier vor, über eine Siedlung ist jedoch nichts bekannt. *Staph. aureus*, *Strept. pyogenes*, *Strept. faecalis/faecium*, *Strept. pneumoniae* und *E. coli* sind hier selten. Durch das extreme Milieu des Magens und eine selektive Wirkung der Säure ist die Entwicklung von Standortvarianten anzunehmen. — Mukosal sind vor allem bei Erkrankten zahlreiche verschiedene Bakterien, darunter auch Spirillen, sowie Hefen nachgewiesen worden.

Insgesamt ist der Magen als ein zeitweise von Mikroorganismen besiedeltes Biotop anzusehen, wobei fördernde Faktoren, wie starke Kontamination, Säuremangel o. a., mit hemmend wirkenden Faktoren (unterschiedliche Mikrobizidie bzw. Mikrobistase durch Säure, Peristaltik, Antikörper) in Wechselbeziehung stehen.

8.2.1.2. Dysbiose

Es gibt keine für eine bestimmte Magenerkrankung typische mikrobielle Besiedlung dieses Standorts. Insgesamt finden sich aber bei magenerkrankten Personen höhere Keimzahlen und eine größere Keimmannigfaltigkeit wiederum in Abhängigkeit von der Azidität. Bei pH < 3 ist eine Dysbiose mit vor allem einer Vermehrung von *Lactobacillus* und Hefen auf über 10^2 Keime/ml Saft anzunehmen. Die Dysbiose bei pH > 3 zeigt für einzelne Keimgruppen bedeutend höhere Werte:

Streptococcus/Lactobacillus	> 10^7/ml Saft
Lactobacillus	> 10^6/ml Saft
Staphylococcus	> 10^3/ml Saft
Gramnegative (aerobe) Stäbchen	> 10^2/ml Saft
Hefen	≫ 10^2/ml Saft.

Dementsprechend tritt bei einer Behandlung mit Antacida oder Cimetidin eine enorme Zunahme der Keimzahlen auch der nitratreduzierenden Bakterien auf. Das Magenmilieu ähnelt dann dem bei Vorliegen einer atrophischen Gastritis, wie sie bei einer perniziösen Anämie besteht. Besonders vermehrt sind grampositive Kokken, *Strept. faecalis/faecium*, *Lactobacillus*, *Strept. salivarius* und andere Keime der Mundflora. Anaerobier, deren Bestimmung in den vorliegenden Arbeiten fast nie mit optimaler Methodik erfolgte, sind weniger häufig vertreten. Für die Entwicklung der Mikroorganismen optimale Verhältnisse bestehen bei der Magenausgangsstenose gemeinsam mit Anazidität. Diese Mägen stellen gewissermaßen eine Brutkammer dar (s. Kap. 4.2.1.).

Operative Eingriffe am Magen führen zu tiefergreifenden mechanischen und funktionellen Störungen. Eine zunehmende mikrobielle Proliferation läßt sich feststellen. Sie ist je nach Art des operativen Eingriffs verschieden. Geringere Keimzahlen finden sich nach Magenteilresektionen vom Typ Billroth I, höchste Werte dagegen beim Typ Billroth II. Patienten mit einer Gastroenterostomie und nach Vagotomie zeigen mäßige Erhöhungen.

Seit kurzem werden bei Patienten mit chronischer Gastritis und peptischem Ulcus gehäuft in der Magenschleimhaut Campylobacter-ähnliche Mikroorganismen nachgewiesen. Über ihre Bedeutung besteht noch keine einheitliche Meinung.

Bei endogenen oder exogenen Störungen des mikroökologischen Gleichgewichts kann es im Magen wie in der Mundhöhle und im Ösophagus zu einem makroskopisch sichtbaren Pilzbefall kommen. Einzelne bis viele weißliche Plaques, die konfluieren und schließlich dichte und ausgedehnte Beläge bilden, weisen darauf hin. Im Erregerspektrum steht *Candida albicans* an erster Stelle. Ein massives Pilzwachstum mit Bezoarbildung ist nach Billroth-I-Operationen und nach Vagotomie beschrieben worden.

8.2.2. Dünndarm

Der Dünndarm mit seiner Länge von etwa 3 m und mehr als 100 m^2 resorbierender Oberfläche gibt Möglichkeiten für zahlreiche mikrobielle Biotope. Dazu gehören das Lumen, die Räume zwischen den Falten und Zotten, die Krypten, die Mikrovilli mit der sie umgebenden Glycocalyx und schließlich die Interzellulärspalten. Der Magenpylorus läßt pro Minute nur etwa 10 ml Chymus übertreten, der schnell alkalisiert wird. Der anschließende Dünndarmtransport ist in den oberen Abschnitten rasch, erst im Ileum verlangsamt sich die Flußrate deutlich. Eine Reihe von weiteren keimregulierenden Faktoren wird physiologischerweise wirksam und schränkt das Vorkommen von Mikroorganismen ein. Dazu gehören neben der Motilität, der Galle und dem Pankreassaft z. B. das Lysozym, Immunglobuline, Schleim sowie verschiedene Faktoren der unspezifischen Resistenz. Im distalen Ileum wird das Redoxpotential zunehmend mehr negativ bis —150 mV, wodurch sich die Bedingungen für die Anaerobier erheblich verbessern.

8.2.2.1. Eubiose

Mit einem optimalen Entnahmeverfahren und streng-anaerober Kulturtechnik wurden von uns im Duodenum von gesunden Probanden nur bei 16% keine Mikroorganismen nachgewiesen. Grampositive fakultativ aerobe Keime kommen in einer Menge bis zu 10^3/ml Saft vor. Unter den Anaerobiern werden vor allem *Propionibacterium*, *Peptococcus* und *Peptostreptococcus* sowie *Bacteroides* bestimmt, ohne daß Mengen von 10^5/ml überschritten werden. Auch ein Drittel unserer Patienten mit gastrointestinalen Erkrankungen wies eine Eubiose auf. Interessant ist, daß eine Eubiose im Duodenum auch bei Anazidität des Magensaftes vorkommen kann. In diesen Fällen muß ein stärkeres keimregulierendes Potential anderer Art vorhanden sein. Unterschiedliche Verhältnisse sind im Nüchternzustand bzw. nach Nahrungsaufnahme anzunehmen.

In den tieferen Dünndarmabschnitten vollzieht sich ein Wechsel der mikrobiellen Mikroflora. Das obere und mittlere Jejunum entspricht noch weitgehend dem Duodenum. Die wenigen vergleichenden Untersuchungen ergaben nur geringe Differenzen. Bis zur Mitte des Ileum sollen eine grampositive Flora, bestehend aus *Streptococcus*, *Lactobacillus*, *Staphylococcus* und Hefen, sowie eine Zunahme der *Enterobacteriaceae* und von *Strept. faecalis/faecium* zu finden sein. Die Quantität der Anaerobier steigt im Bereich des distalen Ileum stark an. Hier treten auch Coliforme in den Vordergrund. Das terminale Ileum wird nie keimfrei gefunden. Zwischen ihm und dem Coecum besteht ein deutlicher Unterschied, der die wirksame Barrierenfunktion der Ileocoecalklappe ausweist. Hinsichtlich der Verteilung der Anaerobier sind diese Aussagen mit Einschränkungen zu sehen, da in den meisten Untersuchungen früherer Jahre keine optimale Kulturtechnik eingesetzt worden ist.

Die luminale Dünndarmflora stimmt anscheinend nur selten mit der wandständigen überein, so daß stets beide Standorte untersucht werden sollten. Möglicherweise ist die mukosale Flora überwiegend grampositiv. So wurden von verschiedenen Autoren grampositive Kokken und Stäbchen bzw. *Peptostreptococcus* isoliert. Die Menge der Keime auf der Wand des Jejunum wird mit 10^3 bis 10^4/g Gewebe angegeben.

8.2.2.2. Dysbiose

Im Duodenum liegt nach unseren Untersuchungsergebnissen eine Dysbiose bei Gesamtkeimzahlen von $\geqq 10^5$ Keimen/ml Saft vor. Sämtliche Patienten mit einer höheren Anzahl von Mikroorganismen wiesen eine manifeste Erkrankung der Verdauungsorgane auf. Für einzelne Keimarten bestimmten wir verschiedene Grenzwerte. Auf Grund von Unterschieden in der Qualität und Quantität der Mikroorganismen ließen sich für den oberen Dünndarm einige Formen der Dysbiose herausstellen (Tab. 10). Am häufigsten tritt der Typ Dys_2 An. Strept. mit einem Vorherrschen von Anaerobiern und *Streptococcus* auf. Gefolgt wird er von dem Typ Dys_1 mit einer Vermehrung von mindestens 3 Aerobiergattungen und verschiedenen Anaerobiern mit überwiegendem Vorkommen von *Bacteroides* und *Eubacterium*. Es kommt auch eine alleinige Vermehrung der Anaerobier (Dys_2 An) bzw. der Coliformen (Dys_2 Coli) vor.

Eine Dysbiose im Dünndarm findet sich bei einer Reihe von pathologischen Zuständen. Entsprechend der antimikrobiellen Wirkung der Magensalzsäure tritt sie bei Anazidität oder bei Säuremangel auf. In unseren Untersuchungen wiesen 37% der Patienten mit einer Dysbiose im Duodenum jedoch normale Säureverhältnisse auf, und es ließ sich kein Einfluß der Magenazidität auf die Besiedlung des oberen Dünndarms mit *E. coli* und Hefen nachweisen. Eine Dysbiose wird auch nach verschiedenen chirurgischen Eingriffen am Magen beobachtet, insbesondere nach Teilresektionen vom Typ Billroth II. In diesen Fällen sind ebenfalls die obligaten Anaerobier vermehrt. Weitere Ursachen werden anderenorts dargestellt (s. Kap. 8.2.2.3.).

In der Pathogenese der hepatischen Encephalopathie spielen mikrobielle Metaboliten des Eiweißstoffwechsels, besonders Ammoniak, Phenol- und Indolabkömmlinge, eine Rolle.

Tabelle 10

Anaerobier im Duodenalsaft
(Anzucht im Glove-Box-Verfahren)

Dysbiose-Typ	n	N	$\frac{N}{n}$	Grampositiv sporenlos						Gramnegativ sporenlos		Kulturell und mikroskopisch keine Anaerobier	
				Bifidobact. *Propionibact.* *Actinomyces*		*Eubacterium*		*Peptostreptococcus* *Peptococcus*		*Bacteroides* *Fusobacterium*			
I. Eubiose	37	5	0,1	0		2	5%	1	3%	2	5%	34	92%
II. Eu/Dys	13	17	1,3	3	23%	1	8%	6	46%	7	54%	3	23%
III. Dys_1	22	55	2,5	11	50%	16	73%	10	45%	18	82%	0	
IV. Dys_2Coli	9	4	0,4	1	11%	2	22%	0		1	11%	6	67%
V. Dys_2An.	11	18	1,6	7	64%	5	45%	4	36%	7	64%	0	
VI. Dys_2An.Str.	36	103	2,9	24	67%	24	67%	36	100%	19	53%	0	
	128	202	1,6	46	36%	50	39%	57	45%	54	42%	43	34%

n = Anzahl der Patienten N = Anzahl der angezüchteten Genera
% bezogen auf n

Bei Gallenwegserkrankungen sieht man die höchsten Keimzahlen im Duodenalsaft, aber auch in der operativ gewonnenen Galle, bei Vorkommen von Steinen oder Strikturen im Gallengang. 39% der Patienten mit infizierter Galle wiesen Anaerobier auf, vor allem *Bacteroides fragilis* und andere Nichtsporenbildner. Eigene Ergebnisse sprechen dafür, daß die mikrobiologische Untersuchung des bei der Duodenalsondierung gewonnenen Saftes keinen sicheren Einblick in ein bakteriell bedingtes Entzündungsgeschehen innerhalb der Gallenwege ermöglicht. Es läßt sich jedoch ggf. eine Keimvermehrung im Dünndarm nachweisen, bei der eine Aszension in die Gallenwege jederzeit möglich ist. Ein mikrobielles Overgrowth im Dünndarm, vor allem von Coliformen, anaerobem und aerobem *Streptococcus*, *Staphylococcus*, *Lactobacillus*, *Bacteroides* und *Veillonella*, wird bei Patienten mit einer Urämie gesehen.

8.2.2.3. Mikrobielles Overgrowth-Syndrom des Dünndarms

Synonyme: Blind-loop-Syndrom, Afferent-loop-Syndrom, Stagnant-loop-Syndrom, Syndrom des kontaminierten Dünndarms

Hohe Keimzahlen im Dünndarm, wie sie bei einer Dysbiose auftreten, bedeuten offensichtlich nicht zwangsläufig ein relevantes Krankheitsbild. Klinisch wird die mikrobielle „Überwucherung" durch die gesteigerte Stoffwechselaktivität der Mikroorganismen in Form des Overgrowth-Syndroms sichtbar. In seiner schwersten Form ist die Erkrankung gekennzeichnet durch Resorptionsstörungen, vor allem Auftreten von Fettstühlen, (oft megalocytärer) Anämie, Erscheinungen eines Vitaminmangels, Hypoproteinämie und Ausfälle seitens des Zentralnervensystems. Dieser ausgeprägte Symptomenkomplex ist jedoch selten. Weitaus häufiger klagen die Patienten über Durchfälle, Blähungen, krampfartige Leibschmerzen, Brechreiz oder Erbrechen.

Die Krankheitssymptomatik kann auftreten bei einer Funktionsänderung im Magen-Darm-Kanal und in seinen Anhangsorganen. In diesem Falle verändern sich je nach den sich ändernden Standortbedingungen Quantität und Qualität der Mikroflora. Eine Übersicht über mögliche Ursachen stellt die Tabelle 11 dar. Wichtige pathogenetische Prinzipien sind eine Ingestastase infolge herabgesetzter Motilität oder Passagestörung im Dünndarm und das Vorhandensein freier Verbindungen zwischen einzelnen Abschnitten des Verdauungskanals. In diesen Fällen liegen mehr oder weniger große Darmabschnitte vor, in denen der Chymus und die Sekrete stagnieren und somit wie in einer Brutkammer günstige Vor-

Tabelle 11

Ursachen des mikrobiellen Overgrowth-Syndroms im Dünndarm
Aus: M. Knoke und H. Bernhardt, Dtsch. Gesundh.-Wesen 36 (1981), 681–685

1. Abnorme Magenfunktion:
   Magenresektion
   Vagotomie
   Anazidität
2. Ingestastase durch:
   Operationen am Magen ("Afferent-loop-Syndrom") und Dünndarm
   Strikturen:
      Kongenital
      Morbus Crohn
      Tuberkulose
      Tumoren
   Divertikulose des Dünndarms
   Adhäsionen:
      entzündlich
      postoperativ
   Herabgesetzte Motilität:
      Sklerodermie
      Diabetes mellitus
      Vagotomie
      Medikamente
3. Freie Kommunikation zwischen Magen, Dünn- und Dickdarm:
   Gastrokolische Fisteln ("blind loop")
   Enterokolische Fisteln ("blind loop")
   Enteroenterale Fisteln ("blind loop")
   Operativer enteraler Bypass ("blind loop")
   Ausgedehnte intestinale Resektion
   Resektion der Valvula ileocoecalis
4. Schädigungen der Mukosa:
   Ionisierende Strahlen
   Zytostatika und Immunsuppressiva
   Tropische Sprue
5. Erkrankungen der Leber, Gallenwege und des Pankreas
6. Immunglobulinmangel
7. Herabgesetzte Resistenz:
   Mangelernährung: Kwashiorkor
   Neoplasmen und Hämoblastosen
   Zytostatika, Immunsuppressiva, Kortikosteroide
   Ionisierende Strahlen

aussetzungen für eine mikrobielle Proliferation entstanden sind. Weitere Ursachen bilden eine abnorme Magenfunktion und eine veränderte lokale oder allgemeine Resistenzlage. Trotz Vorliegens dieser prinzipiellen Voraussetzungen tritt jedoch nicht immer eine Keimvermehrung auf, wie Beispiele bei Anazidität, nach Magenteilresektionen, bei Morbus Crohn und nach Anlage eines jejunoilealen Bypass zur Behandlung der massiven Adipositas zeigen. In diesen Fällen muß der keimregulierende Kontrollmechanismus intakt geblieben sein. Andererseits ist noch unklar, weshalb häufiger eine nachgewiesene Dysbiose auch ohne Beschwerden einhergehen kann. Zur Klärung dieser Frage ist der lokalen mikrobiellen Stoffwechselaktivität erhöhte Aufmerksamkeit zu schenken. In typischen Fällen lassen sich aber die Symptome weitgehend mit der Zahl und Art der Keime sowie ihrer metabolischen Potenz in Übereinstimmung bringen.

Im Vordergrund des klinischen Bildes stehen Erscheinungen der Malabsorption und ihrer Folgen. Als eine Ursache der Steatorrhoe ist die bakterielle Dekonjugation der Gallensäuren schon im Dünndarm erkannt worden, die bei einer massiven Keimvermehrung ein erhebliches Ausmaß erreicht (s. Kap. 5.2.5). Durch diese Reaktion sinkt die Menge der konjugierten Gallensäuren unter die sogenannte kritische mizelläre Konzentration ab, so daß eine Mizellenbildung nicht mehr möglich ist. Ferner treten eine Präzipitation der freien Gallensäuren und ein beeinträchtigter enterohepatischer Kreislauf auf. Einen Überblick gibt die Abbildung 10. Sekundäre Gallensäuren und Hydroxyfettsäuren fördern die Sekretion von Elektrolyten und Wasser. Weitere Störungen betreffen den Kohlenhydratmetabolismus und haben Diarrhoe, Meteorismus und Flatulenz zur Folge. Ferner sind Veränderungen des Eiweiß- und Aminosäurestoffwechsels sowie des Vitaminhaushalts bekannt. So erklärt sich das gelegentliche Auftreten einer megalozytären Anämie und von Polyneuropathie durch die mikrobielle Verwertung von freiem und an Intrinsic factor gefundenem Vitamin B_{12}. Alle genannten Störungen lassen sich allein durch luminale Vorgänge erklären, doch können auch Schleimhautveränderungen nachgewiesen werden (s. Kap. 8.2.2.4.).

Die spezielle Diagnostik eines Overgrowth-Syndroms beruht in erster Linie bei Bestehen der eingangs beschriebenen klinischen Symptomatik auf dem Nachweis der Dysbiose im Dünndarm. Anamnestische Hinweise auf die verschiedenen Ursachen, mikrobiologische und andere Untersuchungen der Verdauungssäfte sowie sondenlose Verfahren zum Nachweis bestimmter Stoffwechselparameter sind dabei behilflich. Zur Behandlung kommen chirurgische, antimikrobielle und substituierende Maßnahmen in Frage. Soweit sich korrigierbare anatomische Ursachen nachweisen lassen, ist die Operation die Methode der Wahl. In weiteren Fällen ist neben einer Korrektur der Malabsorptionsfolgen die Behandlung mit verschiedenen Chemotherapeutika durchführbar (Kap. 10.3.1.).

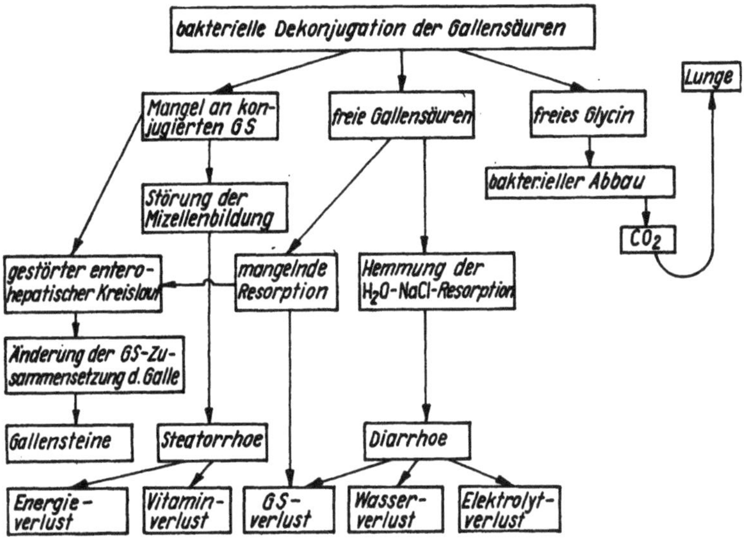

Abb. 10. Folgen der bakteriellen Dekonjugation der Gallensäuren (Aus: KNOKE, M., u. H. BERNHARDT, Dt. Gesundh.-Wesen 36 (1981), 681–685)

8.2.2.4. Resorption und Dünndarmschleimhaut

Mikrobiell bedingte Resorptionsstörungen im Dünndarm können Folge sein:

1. der Wirksamkeit von im Lumen entstehenden Stoffwechselprodukten, beispielsweise von dekonjugierten Gallensäuren, die ihrerseits die Zelle schädigen oder zu funktionellen Störungen im Darm führen;
2. der mikrobiellen Bildung von Metaboliten, deren Resorption geringer ist als die der Ausgangsstoffe, bzw. des Verbrauchs

von Nahrungsbestandteilen durch die Mikroorganismen (Beispiel: Vitamin B_{12});
3. einer Zellschädigung durch die Invasion von Mikroorganismen in die Mukosa und die hier stattfindende Einwirkung von Stoffwechselprodukten.

Umstritten blieb längere Zeit die Möglichkeit einer Schädigung der Dünndarmschleimhaut durch die Mikroflora selbst oder durch einige von ihr produzierte Stoffwechselprodukte. Erste licht- und elektronenmikroskopische Untersuchungen der Schleimhaut von Patienten und Tieren mit einem mikrobiellen Overgrowth hatten keine Veränderungen aufgezeigt. Später fanden sich jedoch eindeutige pathologische Schleimhautbefunde, die auf eine toxische Wirkung der vermehrten dekonjugierten Gallensäuren zurückgeführt werden. So wird eine Zunahme der Zottenhöhen und Kryptentiefen sowie eine Verbreiterung der Regenerationszone in den Krypten beschrieben, was einer Hyperplasie der intestinalen Mukosa entspricht. Die Zotten erweisen sich als deutlich verbreitert und sind mit einem höheren, unregelmäßig gestalteten Resorptionsepithel besetzt. Andererseits wird auf Fälle mit einer partiellen Zottenatrophie hingewiesen. Stets zeigen die Enterozyten zahlreiche Vakuolen, eine Schwellung der Mitochondrien, Veränderungen des endoplasmatischen Retikulum, eine Akkumulation von Fett sowie teilweise erhebliche Schädigungen der Mikrovilli. Damit einher gehen herabgesetzte Enzymaktivitäten im Bürstensaum, in den Mitochondrien und im endoplasmatischen Retikulum. Nach Zufuhr von Desoxycholat vermindern sich im Tierexperiment die Aktivitäten von α-Glucosidase, β-Galactosidase, alkalischer Phosphatase und N-Acetyl-β-Glucosaminidase. In vitro findet sich eine herabgesetzte intestinale Transportrate für verschiedene Zucker und Aminosäuren. Bei Kleinkindern wurden in Abhängigkeit vom Ausmaß der pathologischen Keimbesiedlung eine reduzierte Disaccharidase-Aktivität und eine temporär gestörte Resorption von Glucose, Galactose, Fructose, Lactose und Saccharose gesehen. Bei jeder derartig gestörten Resorption muß es durch den intraluminalen Aufstau von Nahrungsbestandteilen zu einem gesteigerten mikrobiellen Stoffwechsel und zu einer entsprechenden Enzyminduktion kommen (s. Kap. 5.2.1.).

Eine Invasion der Schleimhaut bzw. eine Enterotoxinbildung durch die verschiedenen, der gastrointestinalen Mikroflora zugehörenden Keime konnten bisher nicht nachgewiesen werden. Diese Reaktionen beschränken sich offensichtlich auf pathogene Mikroorganismen.

8.2.3. Dickdarm

Der größte Teil der gastrointestinalen Mikroflora ist normalerweise im Kolon lokalisiert. Auf ihre Menge und Art wird bisher praktisch nur aus Ergebnissen von zahlreichen Untersuchungen der Faeces geschlossen. Es ist jedoch wahrscheinlich, daß die Verteilung im Kolon regional unterschiedlich ist. Hinzu kommen noch die Unterschiede zwischen der luminalen und wandständigen Flora. Der Dickdarm bildet offensichtlich den optimalen mikrobiellen Standort beim Menschen. Das gilt für die verschiedenen in ihm vorherrschenden Milieufaktoren, die Faktoren der Keimregulation, die intermikrobiellen Beziehungen und den mikrobiellen Stoffwechsel (s. Kap. 5.2.). Der Transport seines Inhalts erfolgt langsam unter zeitweiser Bildung relativ begrenzter Abschnitte. Das Redoxpotential garantiert im Lumen streng anaerobe Bedingungen (s. Kap. 4.1.4.).

8.2.3.1 Eubiose

Mit Hilfe moderner mikrobiologischer Technik lassen sich pro Gramm Faeces etwa $1-5 \times 10^{11}$ Mikroorganismen in über 400 Arten anzüchten. Die am häufigsten vorkommenden Keime sind strenge Anaerobier, die über 98% ausmachen. Als Hauptvertreter sind die grampositiven sporenlosen Stäbchen, insbesondere *Eubacterium* und *Bifidobacterium*, die gramnegativen sporenlosen Stäbchen (*Bacteroides* und *Fusobacterium*) und mit Abstand die anaeroben Kokken (*Peptococcus* und *Peptostreptococcus*) anzusehen. Sporenbildner (*Clostridium*) sind deutlich seltener. Einen Überblick über die annähernde Verteilung gibt die Abbildung 11, wobei der Anteil an der Gesamtflora von einzelnen Autoren je nach den untersuchten Probanden etwas unterschiedlich eingeschätzt wird.

Die häufigsten Arten sind in der Tabelle 12 aufgeführt. Auffallend ist, daß die Aerobier in ihrer Häufigkeit anders beurteilt werden, nachdem sie früher in ihrer Zahl und Bedeutung erheblich überschätzt wurden. So kommt *E. coli* nur zu weniger als $^1/_2$% vor. *Lactobacillus*, aerober *Streptococcus* und weitere coliforme Keime sind in den Faeces immer zu finden, doch ist ihr Anteil an der Gesamtflora gering und starken individuellen Schwankungen unterworfen. Relativ häufig, wenn auch normalerweise in geringer Zahl, werden Hefepilze gefunden.

Obwohl aus den Faeces bisher eine große Anzahl von Viren und Bakteriophagen isoliert worden ist, weiß man nicht, ob sie den

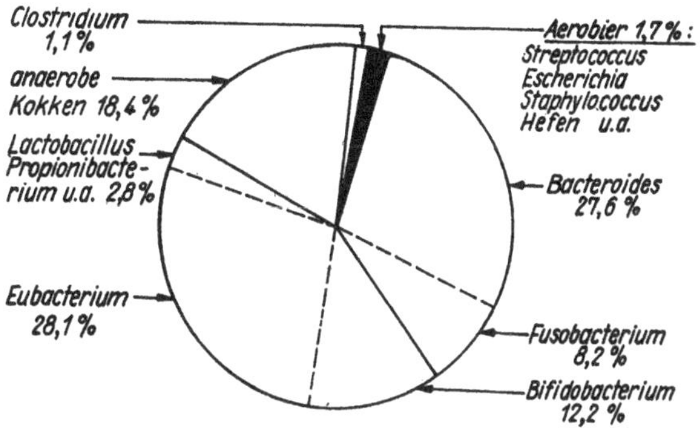

Abb. 11. Faecalflora des Menschen in der Eubiose (Berechnet nach Keimzahlbestimmungen aus: Moore, W. E. C., u. L. V. Holdeman, Appl. Microbiol. 27 (1974), 961–979).

Tabelle 12

Keimzahlen und Häufigkeit der wichtigsten Bakterienarten in der normalen Faecalflora des Erwachsenen
Auszug nach: W. E. C. Moore und L. V. Holdeman, Appl. Microbiol. 27 (1974), 961–979

Rang	Species	Keimzahl $\times 10^{10}$ pro g Trockenmasse	%
1	*Bacteroides vulgatus*	5,76	12,1
2	*Fusobacterium prausnitzii*	3,40	7,15
3	*Bifidobacterium adolescentis*	3,07	6,45
4	*Eubacterium aerofaciens*	2,86	6,02
5	*Peptostreptococcus productus II*	2,65	5,58
6	*Bacteroides thetaiotaomicron*	2,11	4,45
7	*Eubacterium eligens*	1,74	3,67
8	*Peptostreptococcus productus I*	1,58	3,32
9	*Eubacterium biforme*	1,53	3,23
10	*Eubacterium aerofaciens III*	1,16	2,45
11	*Eubacterium rectale I*	1,12	2,36
12	*Bacteroides distasonis*	1,12	2,36
13	*Eubacterium rectale II*	1,08	2,27
16	*Bifidobacterium longum*	0,87	1,84
18	*Bifidobacterium infantis*	0,71	1,49
20	*Lactobacillus acidophilus*	0,63	1,32
29	*Bacteroides fragilis*	0,30	0,63
36	*Bifidobacterium bifidum*	0,18	0,37
37	*Escherichia coli*	0,18	0,37
38	*Streptococcus salivarius*	0,18	0,37

Darm gesunder Menschen ständig besiedeln und wie ihre Verteilung aussieht.

Die Schleimhaut des Kolon ist ebenfalls ständig von Mikroorganismen besiedelt. Ihre Zahl wird mit $10^7 - 10^8$ Keimen/g Gewebe angegeben. Andere Autoren schätzen sie als so hoch ein, daß die Keime eine relativ dicke Schicht auf dem Epithel bilden müßten. In rasterelektronenmikroskopischen Untersuchungen konnte eine derartige Anhäufung bisher nicht nachgewiesen werden (Abb. 1). Die mukosale Flora scheint überwiegend grampositiver Natur zu sein. Es gibt wahrscheinlich einen erheblichen Unterschied in der Zusammensetzung der mukosalen Kolonflora und der Faecalflora mit einer Umkehr des Verhältnisses von Anaerobiern zu Aerobiern, das für die Faeces etwa 100—1000:1 beträgt. Mukosal kommen durch die lokalen Standortbedingungen mit einem genügenden Sauerstoffangebot infolge der Durchblutung etwa gleich viel Aerobier wie Anaerobier vor (s. a. Kap. 3.2.). In der Häufigkeit der Verteilung der Anaerobier werden in normalen Schleimhautproben sowie im Biopsiematerial von Polypen in absteigender Menge *Bacteroides*, *Fusobacterium*, *Clostridium*, *Eubacterium* und *Peptostreptococcus* beschrieben, unter den Aerobiern dominiert *E. coli*.

8.2.3.2. Dysbiose

In den Faeces tritt bei einer Dysbiose eine deutliche Vermehrung der Aerobier und eine stärkere Verminderung bzw. Artenverschiebung der Anaerobier auf. Vermehrt sind vor allem die Coliformen, Hefen und *Clostridium*, aber auch *Proteus*, *Staphylococcus*, *Klebsiella* und *Enterobacter*. Ein derartiger Wechsel kann nicht nur bei Erkrankungen, therapeutischen Maßnahmen oder bei bestimmten Kostformen, sondern auch unter veränderten Umweltbedingungen (Streß, Bioisolation u. ä.) und im Alter auftreten. Somit sind Veränderungen der Faecalflora nicht für ein bestimmtes Krankheitsbild typisch, und sie verlaufen mehr uniform. Unter den spezifischen Standortbedingungen des Kolons ist durch zahlreiche Wechselwirkungen eine sekundäre Veränderung der Faecalflora anzunehmen. Deshalb braucht sich ein mikrobielles Overgrowth im Dünndarm einschließlich einer Mykose im oberen Magen-Darm-Kanal nicht in der Stuhlflora widerzuspiegeln.

Über die faecale Mikroflora bei verschiedenen entzündlichen Kolonerkrankungen liegen unterschiedliche Befunde vor, wobei die Frage nach Ursache oder Folge in der Pathogenese des Erkrankungsprozesses derzeit noch nicht beantwortet werden kann. Der häufige Nachweis von mukosalen Antikörpern und die gefundenen erhöhten Serumantikörpertiter gegen verschiedene Anaerobier, wie *Bacteroides*, *Eubacterium*, *Peptostreptococcus* und *Clostridium*, sprechen für eine Beteiligung dieser Keime bei der Colitis ulcerosa und dem Morbus Crohn. Zu beachten sind die Hypothesen zur mikrobiellen Kogenese des Kolonkarzinoms (s. Kap. 11.).

Vertreter der *Bacteroides*-Gruppe, besonders *Bact. fragilis*, werden immer wieder als Ursache der Appendicitis angenommen. *Bact. fragilis* konnte auch in jüngsten Untersuchungen mit 62% am häufigsten isoliert werden, gefolgt von *Bact. thetaiotaomicron* (19%). Dagegen kam der in den Faeces häufigste Keim *Bact. vulgatus* mit 4% deutlich seltener vor. Im Eiter von perityphlitischen Abszessen ist *Bact. fragilis* ebenfalls fast regelmäßig nachweisbar. Offensichtlich tritt bei intraabdominalen Eiterungen und anderen infektiösen Prozessen im Bauchraum (einschließlich der Abszesse in parenchymatösen Organen, an denen Anaerobier oft beteiligt sind) gegenüber der physiologischen Verteilung der Keime im Darmlumen eine Verschiebung des Erregerspektrums auf. Bei der Peritonitis, die meistens durch eine Eröffnung des Magen-Darm-Kanals bzw. des weiblichen Genitaltraktes entsteht, lassen sich als Erreger häufig *E. coli*, *Bact. fragilis* und *Strept. faecalis/faecium* nachweisen.

8.3. Respirationstrakt

8.3.1. Eubiose

Der gesunde Respirationstrakt ist kein Siedlungsort für Mikroorganismen. Eine Ansiedlung ist pathologisch und hat Krankheitswert. Da eine Kontamination mit Keimen laufend erfolgt, ist ein gut funktionierender Abwehrmechanismus Voraussetzung (s. a. Kap. 4.2.3.). Durch aufeinanderfolgenden Zilienschlag des Flimmerepithels entstehen Wellenbewegungen, die den Transport einer Schleimschicht aus Bronchial-, Nasen- oder Nebenhöhlenschleim bedingen. Am Transport des Schleims in Richtung Mundhöhle sind außerdem auch Atembewegungen und Hustenstöße beteiligt. Zu den speziellen Abwehrmechanismen an diesem Standort gehören die Immunglobuline, das Lactoferrin, alpha$_1$-Antitrypsin und die Makrophagen. Von den letztgenannten stellen die Alveolarmakrophagen eine spezifische Besonderheit des Respirationstraktes dar. Da an diesem Standort nicht von einer normalen Besiedlung gesprochen werden kann, spielt die Flora der Nachbarstandorte, wie Nase, Mundhöhle und Pharynx, eine große Rolle. Besonders die dort vorkommenden fakultativ pathogenen Arten, die ökologisch gesehen eine Durchgangsflora bilden, können eine Infektionsquelle für den Respirationstrakt sein.

8.3.2. Dysbiose

Die Dysbiose ist gleichzusetzen mit einer Infektion und kann durch Viren, Bakterien und Pilze allein oder in Kombination bedingt sein. Viren und *Haemophilus influenzae* verursachen direkte Infektionen. Bakterielle und wohl auch pilzliche Erreger bedürfen der Hilfe eines Schrittmachers, der ihnen das Eindringen in die Schleimhaut der Atemwege oder in das Lungenparenchym ermöglicht. Störungen im Abwehrsystem und Veränderungen der Mukosaoberfläche (Mukostase) bieten Wachstumsbedingungen für Bakterien. Viren besitzen die Fähigkeit zum primären Angriff der Luftwege und sind die häufigste Ursache akuter Atemwegsinfektionen. Nachdem durch die Viren die physiologische Schutzbarriere durchbrochen ist, sind Sekundärinfektionen durch Bakterien und Pilze häufig.

8.4. Urogenitalsystem

8.4.1. Genitaltrakt

Unter diesem Begriff sind recht unterschiedliche Standorte und Bedingungen zu verstehen. Das äußere Genitale besitzt bei beiden Geschlechtern die übliche Hautflora, wobei das Perineum ein echter Mikrostandort ist. Besonders häufig sind *Staph. epidermidis*, *Strept. faecalis*, *Strept. faecium*, *Strept. viridans* und *Peptostreptococcus*. Seltener sind *Corynebacterium*, *E. coli* und andere *Enterobacteriaceae*, *Mycoplasma*, *Candida*-Species, *Bacteroides*, *Fusobacterium*. Auf den Standort Präputialsekret beschränkt ist *Mycobacterium smegmatis*.

Das innere weibliche Genitale ist ein reich besiedelter Standort. Feuchtwarmes Milieu und relative Stase sind günstig, das Nährstoffangebot kann limitierender Faktor sein (s. Kap. 4.). Typisch sind die während der Ontogenese ablaufenden Veränderungen entsprechend der hormonellen Situation. Die Vaginal- und Cervixflora wird dadurch entscheidend beeinflußt. Es muß unterschieden werden zwischen den Stadien vor, während und nach der Geschlechtsreife, dem 1. bis 3. Trimenon der Schwangerschaft und Wochenbett.

Das Konzept früherer Jahre für die vaginale Besiedlung war einfach: bestimmende Gattung ist *Lactobacillus* (DÖDERLEIN-Stäbchen), der durch Abbau von Glykogen Milchsäure erzeugt. Der dadurch entstehende saure pH sollte vor der Ansiedlung von Fremdkeimen schützen (Kap. 5.2.1.). Dem häufigen Vorkommen von *Lactobacillus* kann auch heute noch zugestimmt werden, nur ist die Ökologie des vaginalen Standortes weitaus komplizierter. Wenn wir auch insgesamt von einem Verständnis der Mikroökologie in der Vaginal- und Cervixregion noch weit entfernt sind, so läßt sich doch feststellen, daß der saure pH einen floraregulierenden Einfluß hat. Daran beteiligte Mikroorganismen sind neben *Lactobacillus* auch *Peptococcus*, *Streptococcus*, *E. coli* u. a. Der vaginale pH-Wert beträgt in der geschlechtsreifen Zeit pH 3.5 bis 4.2. Dagegen werden für den Endocervixkanal Werte um den Neutralpunkt angegeben. Bei der Regulation der vaginalen und cervicalen Flora sind neben dem pH auch Lysozym und Gamma-Globuline wirksam. Eine Differenz der beiden Floratypen erklärt sich auch durch die unterschiedliche Zytologie. Damit scheint ähnlich wie in der Mundhöhle die Adhärenz von Bedeutung zu sein. Vagina und Endocervix sind als zwei getrennte mikrobielle Standorte zu betrachten.

8.4.1.1. *Eubiose*

Quantitative Vaginaluntersuchungen bei gesunden Frauen im geschlechtsfähigen Alter ergaben 10^7 bis 10^8 Keime/g Vaginalmaterial. Anaerobier sind 10fach stärker vertreten als Aerobier. Hauptsächlich werden folgende Gattungen gefunden: *Lactobacillus*, *Peptococcus*, *Streptococcus*, *Corynebacterium*, *Eubacterium*, *Veillonella* und *Bacteroides*. Die häufigsten *Bacteroides* sind *Bact. bivius* und *Bact. disiens*, sehr selten *Bact. fragilis*. Der Anteil der fakultativ pathogenen Anaerobier ist weitaus geringer als die Gesamtzahl der Anaerobier. So wird angegeben, daß bei gesunden Schwangeren (3. Trimenon) die fakultativ pathogenen Anaerobier 5% ausmachen. Von den Aerobiern sind in der Vagina *Staph. epidermidis*, *Streptococcus*, *E. coli* und andere *Enterobacteriaceae* zu nennen. Auch *Gardnerella vaginalis* und Hefen sind nicht ungewöhnlich. Eine große Zahl von Arten, die aber nicht ständig vorkommen, ist beschrieben worden. Zu ihnen gehören *Mycoplasma hominis* und T-Stämme von *Mycoplasma*. Diese Formen werden bei venerischen Kontakten übertragen und sind ökologisch eher als Durchgangsflora anzusehen.

Als Endocervicalflora sind bei gesunden Frauen im gebärfähigen Alter zu finden: *Lactobacillus*, *Staph. epidermidis*, Alpha-*Streptococcus*, *Candida*, *E. coli*, *Neisseria*, *Proteus mirabilis* und von den obligaten Anaerobiern *Bacteroides*, *Peptococcus*, *Veillonella*, *Clostridium*, *Bifidobacterium*, *Eubacterium*, *Peptostreptococcus*. Zyklische Veränderungen der Cervicalflora lassen sich aufzeigen. Während der proliferativen Zyklusphase können gesichert mehr *E. coli* und *Bacteroides fragilis* isoliert werden als in der sekretorischen Phase. Damit korreliert eine höhere postoperative Infektionsrate bei Durchführung abdominaler Hysterektomien.

Die in der Schwangerschaft und postpartum vorkommende Mikroflora unterliegt folgenden Veränderungen: Die aeroben grampositiven Stäbchen und Kokken sind in der Schwangerschaft und 3 Tage bzw. 6 Wochen post partum relativ konstant. Die Anaerobier und *E. coli* nehmen mit fortschreitender Schwangerschaft ab, post partum wieder zu, bis sie innerhalb 6 Wochen einen normalen Stand erreicht haben. *E. coli* und *Bact. melaninogenicus* werden noch länger und zahlreicher nachgewiesen, *Lactobacillus* wird seltener isoliert. Die Verschiebungen der Mikroflora sind im Zusammenhang mit Milieuänderungen zu sehen. Mit fortschreitender Schwangerschaft treten eine zunehmende Vaskularisierung, eine bessere Sauerstoffversorgung des Gewebes, aber auch Veränderungen im hormonellen Status auf.

8.4.1.2. Dysbiose

Dysbiosen der Vaginalflora sind in der Gynäkologie unter dem Begriff „Reinheitsgrad III“ beschrieben. Darunter versteht man das Fehlen der Gattung *Lactobacillus* und das Vorhandensein einer „Mischflora“. Ein genaueres Bild können erst quantifizierende kulturelle Verfahren geben, die noch nicht verbreitet sind. Bisher wird der „Reinheitsgrad“ überwiegend nur mikroskopisch beurteilt. Die klinische Symptomatik bei Dysbiosen sind Fluor und Kolpitis.

Die puerperalen Infektionen sind weitgehend als endogen anzusehen. Die Anaerobier der Zervixflora gelten als das eigentliche Keimreservoir für Uterus- und Adnexinfektionen. Die Frage, ob diesen Infektionen eine Dysbiose oder eine normale Besiedlung vorausgeht, ist heute praktisch noch nicht zu beantworten. Probleme bestehen besonders hinsichtlich der Gruppe *Bact. oralis*/*Bact.*

bivius/Bact. disiens, die erst seit wenigen Jahren differenziert wird. Diese Gruppe spielt neben *Bacteroides fragilis* und *Peptostreptococcus anaerobius* bzw. *Peptococcus asaccharolyticus* bei Infektionen eine Rolle.

Die zunehmende Häufigkeit der Sproßpilzinfektionen ist im Zusammenhang mit Milieuveränderungen auch durch die hormonellen Kontrazeptiva zu sehen. Es läßt sich nachweisen, daß bei weniger saurem pH in der Vagina die Adhärenz von *Candida albicans* größer ist als bei stärker saurem. Eine *Lactobacillus*-Besiedlung scheint ebenfalls die Adhärenz von *Candida* zu verhindern. Da sich viele gynäkologische und geburtshilfliche operative Eingriffe innerhalb des genitalen Keimreservoirs abspielen, besteht stets eine Infektionsgefahr durch anwesende potentiell pathogene Erreger.

8.4.2. Harnorgane

Die Harnorgane sind mit Ausnahme der Urethra keimfrei und somit kein gesicherter Standort der Mikroflora. Das zeigt sich bei der Untersuchung von kontaminationsfreiem Harn mittels suprapubischer Blasenpunktion. In der Urethra kommen neben verschiedenen Aerobierarten Anaerobier vor allem der *Bact. oralis/ Bact. bivius/Bact. disiens*-Gruppe sowie *Peptococcaceae* vor, die bei entsprechender Technik nachgewiesen werden können. Harnwegsinfektionen nehmen ihren Ausgang in der Regel von der Urethral- und Gastrointestinalflora aus dem periurethralen Bereich. Die Folge ist eine aufsteigende Infektion durch diese Keime, vor allem durch *E. coli*, *Klebsiella*, *Proteus*, *Enterobacter*, *Pseudomonas aeruginosa*, *Staphylococcus* und *Strept. faecalis/faecium*. Anaerobier sind nur selten beteiligt. Eine klinisch asymptomatische Bakteriurie, d. h. eine Ausscheidung von Keimen mit dem Urin ohne weitere Zeichen für eine Harnwegserkrankung, kann Vorläufer einer manifesten Pyelonephritis sein.

8.5. Haut

Vom mikroökologischen Standpunkt aus ist die Haut ein spärlich besiedelter Standort. Die Kolonisierung wird limitiert durch Trockenheit, Ultraviolettstrahlung, die Ausscheidung von antimikrobiellen Substanzen u. a. (s. Kap. 4). Das Habitat ist von seiner physikalischen Beschaffenheit her vergleichbar mit einer Erosionslandschaft. Zahlreiche Mikrohabitate sind zu unterscheiden. Die feucht-warmen intertriginösen Regionen, die Axillen, das Perineum und auch der äußere Ohrkanal sind mikrobiell bevorzugte Standorte. Auf den Nagelplatten wird kein bakterielles Wachstum gesehen, aber Infektionen durch Pilze sind möglich. Das Habitat Kopfhaut ist durch seine reichliche Talgausscheidung charakterisiert. Die Verteilung der ekkrinen, apokrinen und holokrinen Drüsen (Schweiß-, Stoff- und Talgdrüsen), der Haare und der Nägel verändert jeweils die Hautoberfläche. Nahrungsgrundlage sind der ausgeschiedene Schweiß und Talg. Schweiß enthält Aminosäuren, Vitamine, Harnstoff, Milchsäure, Mukoproteine, Kohlenhydrate (umgerechnet in Glukose-Äquivalent 30 mg/l), anorganische Ionen und Salze (besonders 12 mg/l Kochsalz). Die Hauptkomponenten des Talgs sind Triglyceride, Wachsester, Squalene, Cholesterol und Cholesterolester. Eine Reihe von äußeren und inneren Faktoren beeinflußt die Zusammensetzung der Sekrete: lokale Temperatur, klimatische Schwankungen, Kost und Alter. Starke Schwankungen zwischen den Individuen sind bekannt, sie widerspiegeln sich aber nicht unbedingt in der mikrobiellen Besiedlung.

Zur Lokalisation der Flora kann mit Hilfe der Rasterelektronenmikroskopie etwas Näheres ausgesagt werden. Die aeroben coryneformen Stäbchen kommen auf der Hautoberfläche unabhängig von der Verteilung der Talgdrüsen vor. *Propionibacterium acnes* wird dagegen in den Haarfollikeln und Öffnungen der Talgdrüsen gefunden. Kokken haben in der Nähe von Schweißdrüsen günstigere Bedingungen durch vermehrtes Nährstoffangebot und eine höhere Feuchtigkeit. Sie lassen sich häufiger im Lumen als an der Außenseite der Drüsen nachweisen. Andere Darstellungen machen die Existenz von Mikrokolonien wahrscheinlich.

8.5.1 Eubiose

Die normale Haut gesunder Erwachsener wird von folgenden Mikroorganismen besiedelt: *Micrococcus*, *Staphylococcus*, anaerobe Kokken, *Corynebacterium*, *Propionibacterium*, *Acinetobacter*, *Alcaligenes*, *Flavobacterium*, *Pseudomonas* und die lipophile Hefe *Pityrosporum*. Die Verteilung in den verschiedenen Mikrohabitaten ist aus der Tabelle 13 ersichtlich. Die dort aufgeführten Mikroorganismen sind relativ konstant vorhanden und über lange Perioden nachweisbar. Die unterschiedliche Besiedlung der feucht-warmen

Tabelle 13

Normale mikrobielle Besiedlung der Haut
(Verändert nach: W. C. NOBLE und D. G. PITCHER, Microbial ecology of human skin.
in: M. ALEXANDER, Advances in microbial ecology
Plenum Press N.Y. London 1978)

	Kopf	Thorax	Abdomen	Extremitäten	Leistengegend	Axilla	Zehenzwischenraum
Micrococcus *Staphylococcus*	+	+	+	+	++	++	++
Corynebacterium	+	+	+	+	++	++	++
Acinetobacter *Alcaligenes* *Flavobacterium* *Pseudomonas*	–	–	–	–	++	+	+
Peptococcus	?	?	?	?	?	?	+
Propionibacterium	+++	++	–	–	–	–	–
Pityrosporum	++	+	–	–	–	–	–

Tabelle 14

Quantität der Mikroflora an verschiedenen Hautstandorten
Geometrisches Mittel pro cm^2 Haut bei 22 Normalpersonen
(Verändert nach: W. C. NOBLE und D. C. SOMERVILLE: Microbiology of human skin
W. B. Saunders Comp. Ltd, London, Philadelphia, Toronto 1974)

Standort	Aerobier	Anaerobier
Stirn	$1{,}1 \times 10^4$	$4{,}0 \times 10^4$
Subclavicularregion	$7{,}9 \times 10^2$	$8{,}2 \times 10^3$
Schulterblattlinie	$3{,}1 \times 10^2$	$4{,}5 \times 10^3$
Brustbeinregion	$2{,}1 \times 10^3$	$7{,}2 \times 10^4$
Nabelgegend	$1{,}4 \times 10^3$	$2{,}4 \times 10^2$
Rücken (Mittelfeld)	$1{,}1 \times 10^3$	$9{,}1 \times 10^4$
Handfläche	$4{,}4 \times 10^2$	$2{,}8 \times 10^2$
Oberschenkelregion	$7{,}7 \times 10^2$	$7{,}0 \times 10$
Wade	$3{,}1 \times 10^2$	$1{,}4 \times 10$
Fußsohle	$1{,}6 \times 10^4$	$2{,}8 \times 10$

Regionen und der relativ trockenen Standorte kommt deutlich zum Ausdruck. Die anaeroben Species, überwiegend repräsentiert durch *Propionibacterium*, sind hauptsächlich dort zu finden, wo die größere Aktivität der Talgdrüsen ist, also im Gesichts- und Thoraxbereich. Hier werden auch die höchsten Keimzahlen für Anaerobier gefunden, wie in der Tabelle 14 ausgewiesen ist. Andere Hautflächen sind weitaus spärlicher besiedelt. Viren gehören sehr wahrscheinlich nicht zur Normalflora. Der Anteil der kontaminanten Mikroorganismen ist naturgemäß sehr hoch. Individuelle Disposition und Hygiene, aber auch die berufliche Tätigkeit sind dabei von Bedeutung. Das Vorkommen der Gattung *Bacillus* ist bei Personen mit schlechter Hygiene deutlich größer. In Kosmetika, einschließlich Seifen, sind viele verschiedene Mikroorganismen gefunden worden, die dann auch auf die Körperoberfläche übertragen werden können. *Candida albicans* besiedelt die normale Haut nicht. Nur vereinzelt kann diese Species von feucht-warmen Standorten isoliert werden. Andere Arten, wie *Candida parapsilosis*, *Cand. pseudotropicalis*, *Cand. tropicalis*, *Cand. guilliermondii*, *Torulopsis glabrata*, *Torulopsis famata*, *Rhodotorula*, *Trichosporon cutaneum*, *Cryptococcus* (nicht *Crypt. neoformans*), *Geotrichum candidum*, kommen häufiger vor. Gelegentlich können auch von gesunder Haut Dermatophyten isoliert werden.

8.5.2. Dysbiose

Sie geht mit verschiedenen Erkrankungen des Makroorganismus einher. Versuche, die veränderte Hautflora im Zusammenhang mit Erkrankungen auszuweisen, stehen noch am Anfang. Sicher ist jedoch, daß Speciesanalysen der Mikroorganismen für die Charakterisierung nicht ausreichen. So sind z. B. für die Gattung *Staphylococcus* Phagentypisierungen vorzunehmen. Follikelläsionen, Impetigo und Wundinfektionen werden jeweils durch verschiedene Phagentypen von *Staphylococcus aureus* verursacht.

Bei Diabetikern wird mehr Zucker auf der Haut ausgeschieden als bei Gesunden. Die Veränderungen der Hautflora sind jedoch nicht so drastisch wie erwartet. Gehäuft tritt Erythrasma in den Axillen, der Leistengegend und den Zehenzwischenräumen auf, das durch *Corynebacterium* spp. verursacht wird. Auch *Micrococcus luteus* wird häufiger gefunden, obgleich dieser Mikroorganismus keine Glukose metabolisiert.

Propionibacterium acnes ist im Zusammenhang mit der Acne vulgaris zu sehen. Diese Mikroorganismen werden aber auch von der normalen Haut von Orten der größeren Talgausscheidung isoliert. Die gleiche Problematik gilt für die Gattung *Pityrosporum*. Die beiden lipophilen und lipidbedürftigen hefeartigen Mikroorganismen *P. ovale* und *P. orbiculare* kommen nicht selten auf der gesunden Haut, jedoch gehäuft bei seborrhoischer Dermatitis vor. Die nicht lipophile Species *P. pachydermatis* wird häufiger in Zehenzwischenräumen gefunden. Der Erreger der Pityriasis versicolor ist *P. orbiculare*, das in der filamentösen Phase invasiv wächst.

Zur pathologischen kutanen Mikroflora gehört auch *Cand. albicans*. Sie kann vom Digestionstrakt her auf die Haut gelangen, siedelt aber nicht auf der normalen Haut. Sie wird in hohem Maße isoliert bei dem intertriginösen Ekzem, der Windeldermatitis sowie den intertriginösen und interdigitalen *Candida*-Mykosen. Prädisponiert sind bestimmte Personenkreise wie Säuglinge (besonders Frühgeborene), Diabetiker und an anderen Stoffwechselerkrankungen leidende Personen sowie Patienten mit konsumierenden Erkrankungen. Im Unterschied zu den saprophytären *Cryptococcus*-Species ist das Vorkommen von *Crypt. neoformans* auf der Haut mit pathologischen Veränderungen verbunden.

Der Standort Haut als mikrobielles Habitat ist in vielen Einzelfragen noch nicht erforscht. Wie auch an anderen Standorten können kommensale Mikroorganismen zu fakultativ pathogenen werden, wenn der Makroorganismus geschwächt oder gestreßt ist.

8.6. *Auge, Nase, Ohr*

In der Standortflora der Konjunktiva des Auges dominiert *Corynebacterium xerosis*. Berichtet wird über das Vorkommen von *Neisseria, Haemophilus, Staphylococcus, Streptococcus, Propionibacterium, Eubacterium* und *Clostridium*. Der Anteil von *Peptostreptococcus* ist am gesunden Auge gering, häufig dagegen bei Entzündung, und wird als anaerober Begleitkeim bei Konjunktivitis angesehen. Eine Reihe weiterer Anaerobier einschließlich *Actinomyces* kann nachgewiesen werden.

Auf der Nasenschleimhaut kommt vor allem koagulase-negativer *Staphylococcus* spp. vor. Ebenfalls werden isoliert *Corynebacterium*, anhämolytischer *Streptococcus* und seltener gramnegative Stäbchen der *Proteus*-Gruppe. Quantitativ sind für Nasenspülflüssigkeit Keimzahlen von 10^3—10^4 Keime/ml angegeben worden, wobei das Verhältnis von Anaerobiern zu Aerobiern 5:1 beträgt.

Der äußere Gehörgang ist im wesentlichen von der Hautmikroflora besiedelt, während sich im mittleren und inneren Ohr in der Regel keine Keime finden.

9. Mikroökologie während der Ontogenese

Der Fetus ist keimfrei. Die mikrobielle Besiedlung des Menschen nach seiner Geburt ist zunächst chaotisch und stark von der Mikroflora der Umgebung abhängig. Die **Mundhöhle** des Neugeborenen wird mit Keimen aus der mütterlichen Vagina und dem Darmbereich besiedelt. Die Gesamtzahl der Keime wächst mit der Dauer der Passage durch den Gebärkanal. Quellen der weiteren Besiedlung des Säuglings durch die Mikroflora von Mutter und Pflegepersonal sind die Mund- und Nasenschleimhäute, die Brust sowie die Hände. Vorherrschend sind Kokken, unter denen *Streptococcus salivarius, Streptococcus mitis* und *Staphylococcus* bedeutsam sind. Die Affinität dieser Mikroorganismen zu den Mukosazellen des Säuglings konnte nachgewiesen werden. *Streptococcus mutans* und *Streptococcus sanguis* erscheinen erst nach der ersten Dentition. Einige Anaerobier kommen entgegen früheren Annahmen schon vor der ersten Dentition vor. Andere anaerobe Mikroorganismen werden zumindest in größeren Mengen erst nach der Dentition festgestellt, wie zum Beispiel *Actinomyces, Leptotrichio, Vibrio* und *Spirochaeta*. Mit zunehmendem Alter und der Zahnlosigkeit ist bei einer Abnahme der Keimzahlen vor allem eine Verminderung der obligaten Anaerobier feststellbar. Das findet seine Erklärung darin, daß den Anaerobiern dann ihr Habitat, der Sulcus gingivalis, entzogen ist.

Der **Magen-Darm-Kanal** wird sehr rasch innerhalb der ersten 2—5 Tage zum großen Teil über die Mundhöhle besiedelt. Wahrscheinlich gelangen zunächst die vielfältigsten Keimarten an die verschiedenen späteren Standorte, wo dann durch die jeweils speziellen Milieubedingungen und unter dem Einfluß der Ernährung eine Auslese erfolgt. Die Quellen sind die gleichen wie für die Mundhöhle beschrieben und wurden beispielsweise für *Escherichia coli* und *Candida* durch die Typisierung der Stämme bestätigt. Für *Bifidobacterium* sind sie nicht sicher. Bei Muttermilchernährung herrscht von der ersten bis zweiten Lebenswoche *Bifidobacterium* mit mehr als 90% Anteil und stabilen Keimzahlen von 10^9 bis 10^{11} pro Gramm vor. Daneben erscheint nur kurzzeitig für ein bis zwei Wochen *Clostridium* mit höheren Werten. *Coliforme, Strept. faecalis/faecium, Lactobacillus, Staphylococcus* u. a. treten ebenfalls in wechselnden Zahlen vor den obligaten Anaerobiern auf, um später wieder zurückzugehen. Zur Zeit des Ernährungswechsels auf Kuhmilchpräparate geschieht eine schnelle Umstellung durch das verstärkte Auftreten gramnegativer Anaerobier, vor allem *Bacteroides*, und einen Specieswechsel innerhalb der Gattung *Bifidobacterium*, die in der Menge etwas absinkt. Auch bleiben die Zahlen für Coliforme, *Clostridium* und faecale Streptokokken etwas höher als unter Muttermilchernährung.

Während des ersten Lebensjahres wird allmählich die Zusammensetzung der Erwachsenenflora erreicht. Hierbei spielen verschiedene Faktoren eine Rolle. Durch die Untersuchung eineiiger Zwillinge konnte gezeigt werden, daß die quantitative Zusammensetzung der Stuhlmikroflora, unabhängig von der Lebensweise, beim gleichen Genotyp ähnlich ist. Das ist offenbar eine Folge ähnlicher physiologischer Funktionen und auch einer ähnlichen Immunantwort des Makroorganismus. Bei alten Menschen ging in einer Untersuchung die Menge an *Bifidobacterium* weiter zurück, während *Clostridium perfringens* stark zunahm und die Zahlen der *Enterobacteriaceae* und von *Lactobacillus* etwas höher als in einer Vergleichsgruppe waren. Dabei dürften auch veränderte Ernährungsgewohnheiten eine Rolle spielen, denn in einer Gruppe von langlebenden Greisen waren diese Veränderungen unter einer ballaststoffreichen Kost deutlich weniger ausgeprägt.

Die **Haut** des Neugeborenen erhält ihren ersten Keimbesatz ebenfalls unmittelbar während der Geburt. In den ersten 3 Tagen werden meistens *Staphylococcus epidermidis* und *Streptococcus* gefunden. Obwohl die Vernix caseosa keine antibakteriellen Eigenschaften hat, erwerben Säuglinge mit größeren Vernixmengen trotz vermehrter Manipulationen weniger fakultative Hautkeime. Gründe für diese individuellen Unterschiede sind nicht bekannt. Eine kontinuierliche Zunahme vor allem der gramnegativen Keime ist in den ersten Lebenswochen zu verzeichnen. Häufiger ist dann auf der Haut von Säuglingen eine Flora vom faecalen Typ nachzuweisen, die vor dem ersten Lebensjahr wahrscheinlich im Zusammenhang mit der Entwicklung der normalen Abwehrmechanismen durch eine normale Hautflora abgelöst wird. Auch fakultativ pathogene Mikroorganismen, wie *Staphylococcus aureus* und *Candida albicans*, können die Haut besiedeln. Kinder vor der Pubertät weisen bei niedrigen Konzentrationen von Fettsäuren auf der Haut weniger *Propionibacterium acnes* auf als Jugendliche und Erwachsene, dafür aber mehr und in größerer Vielfalt fakultative Bakterien. Für das Einzelindividuum bleiben die Hauptbestandteile der Hautflora über viele Monate konstant, lediglich die transiente Flora ist einem laufenden Wechsel, beispielsweise durch Waschen, unterworfen.

In der **Vagina** erscheinen in den ersten Tagen nach der Geburt vor allem *Streptococcus*, *Staphylococcus* und *Corynebacterium*. Etwa am 4. Tage tritt für kurze Zeit auch *Lactobacillus* auf. In der sogenannten kindlichen Ruheperiode ist der pH-Wert neutral. Zu den dann siedelnden Mikroorganismen gehören *Corynebacterium*, *Staphylococcus* (koagulasenegativ), *Escherichia coli* und verschiedene Arten der Gattung *Streptococcus*. Ein halb bis ein Jahr vor der Menarche verändert sich die Flora: jetzt kann *Lactobacillus* spp. regelmäßig isoliert werden, und es sind pH-Werte um 4 zu registrieren. Der höchste Anteil an *Lactobacillus* wird in der Eubiose während der Schwangerschaft gefunden. In der Postmenopause wird ein deutlicher Rückgang beobachtet, gleichzeitig tritt ein Anstieg des pH-Wertes bis auf 7 auf. Gesicherte Angaben über das Verhalten der strengen Anaerobier in der Ontogenese liegen noch nicht vor.

10. Äußere Einflüsse auf die Mikroökologie des Menschen

10.1. Ernährung

Die Darmmikroflora des gesunden Erwachsenen erweist sich als relativ stabil. Sie stellt offensichtlich eine weitgehend individuelle Größe dar, und an der Relation der Keimzahlen zueinander wird festgehalten. Verschiebungen der ökologischen Verhältnisse wirken wie akute Einbrüche in ein ausgeglichenes System, welches bemüht ist, seine ursprüngliche Zusammensetzung möglichst wieder zu erreichen. Dafür sprechen die Ergebnisse von Versuchen, mit Hilfe extremer Kostformen längerdauernde Veränderungen zu erzielen bzw. mit einer Diät eine abnorme Zusammensetzung der Mikroflora zu normalisieren. Gewöhnlich sind die dabei beobachteten Verschiebungen nur gering und von kurzer Dauer. Diese Studien wurden auch unter dem Gesichtspunkt einer möglicherweise durch die Mikroflora induzierten Kanzerogenese durchgeführt und werden deshalb im Kapitel 11. näher erläutert. Es ist nicht sicher möglich, aus der Zusammensetzung der Faecalflora des Erwachsenen auf die Art der Kost zu schließen. Die Verhältnisse sind grundlegend anders während der Entwicklung der Mikroflora beim Säugling, die nahrungsabhängig ist.

Die perorale Ernährung mit einer chemisch-definierten Formelnahrung ergab uneinheitliche Untersuchungsergebnisse. Häufiger wurden eine Abnahme der Stuhlmenge und in einigen Untersuchungen das Auftreten einer vereinfachten und zahlenmäßig reduzierten Faecalflora gesehen. Andere Autoren konnten das letztere Ergebnis nicht bestätigen. So fand man eine Zunahme der Gesamt-Aerobier (vor allem von *Escherichia coli*), eine Abnahme von *Clostridium perfringens* und *Lactobacillus* sowie ein Verschwinden der extrem sauerstoffintoleranten Anaerobier. Trotz dieser Veränderungen blieb die Gesamtzahl der Anaerobier konstant, es traten andere Stämme von *Clostridium* auf. Zusammenhänge mit der Art der Duodenalflora bestanden nicht.

10.2. *Geomikroökologie des Menschen*

Bevölkerungsgeographische Unterschiede der **Magen-Darm-Flora** sind im engen Zusammenhang mit den unterschiedlichen langdauernden Ernährungsgewohnheiten sowie mit den sozialen und hygienischen Verhältnissen zu sehen. So ergaben Untersuchungen von Stuhlproben europäischer und nordamerikanischer Herkunft im Vergleich zu solchen aus Uganda, Indien und Japan deutlich höhere Werte für das Verhältnis von Anaerobiern zu Aerobieren. In Europa und den USA waren die Zahlen für *Bacteroides* über 10mal größer und für *Streptococcus faecalis/faecium* gleichviel geringer als in Uganda unter einer kohlenhydratreichen, relativ eiweißarmen Kost. Hieraus wurden Schlußfolgerungen hinsichtlich der Kanzerogenese gezogen (s. Kapitel 11.). Unter japanischer

Ernährungsweise wies eine relativ alte Probandengruppe ein statistisch häufigeres Vorkommen von *Streptococcus faecalis*, anderen fakultativ anaeroben Keimen, *Eubacterium* und *Peptostreptococcus* auf als unter „westlicher“ Kost, bei der *Bifidobacterium* vermehrt war.

Tropische Bedingungen gehen offensichtlich mit höheren Keimzahlen einher, als sie in der gemäßigten Klimazone gesehen werden. Dieses dürfte am ehesten eine Folge der dort häufigeren bakteriellen Kontamination sein, bedingt durch mangelhafte Hygiene, da ebenfalls eine Abhängigkeit vom sozialen Status gefunden wurde. Für die Tropen fehlt immer noch die Definition der Eubiose an einem größeren Probandengut. Hohe Keimzahlen finden sich auch im Magen und oberen Dünndarm bei Bengalis und indischen Bauern sowie bei Kindern mit einer Mangelernährung in Indonesien, Guatemala und Westafrika. Bei gut ernährten Kindern ohne Diarrhoe sind die Keimzahlen zum Teil niedriger. Papuas auf Neuguinea sind möglicherweise in der Lage, mit Hilfe ihrer gastrointestinalen Mikroflora den Luftstickstoff zu binden und zur Eiweißsynthese zu verwerten (s. Kap. 5.2.2.).

Von sowjetischen Forschern aus der Antarktis stammende Untersuchungen weisen in der dort bestehenden keimarmen Umgebung sowie unter den besonderen Ernährungsmöglichkeiten auf eine Keimverarmung im Gastrointestinaltrakt hin. Die Bedingungen in der Antarktis ähneln denen in einer Bioisolation (s. Kapitel 10.5). Es wurde eine relative Vermehrung von haemolysierenden Keimen und *Escherichia coli* beobachtet. Dabei machen sich Saisonschwankungen mit einer Keimzunahme während der Perioden von Polarnacht und -tag sowie mit einer Abnahme bei üblichem Tag-Nacht-Rhythmus bemerkbar.

Die **Hautflora** wird durch Hitze und nachfolgende Wasserverluste wesentlich beeinflußt. Dadurch und durch die verschiedenen hygienischen Verhältnisse erklären sich die nachgewiesenen, teilweise erheblichen geographischen Unterschiede in ihrer Zusammensetzung und Verteilung auf der Körperoberfläche. Andererseits treten höhere Keimzahlen an *Propionibacterium acnes* bei Negriden frühzeitiger auf als bei Indoeuropiden, was wiederum mit dem früheren Einsetzen der Pubertät und dem gleichzeitigen Wechsel in der Zusammensetzung der Fettsäuren bei der ersteren Rasse in Verbindung gebracht wird.

Für die Normalflora in der **Vagina** wird sowohl innerhalb verschiedener sozialökonomischer Gruppen als auch in unterschiedlichen geographischen Breiten eine größere Variation beschrieben.

10.3. Therapeutische Einflüsse

Die erheblichen Störungen des mikrobiellen Ökosystems, die durch eine Reihe von Therapiemaßnahmen einschließlich operativer Verfahren und ionisierender Strahlen hervorgerufen werden, sind allgemein bekannt. Hier soll auf einige zusätzliche Aspekte eingegangen werden,

10.3.1. Chemotherapeutika

Jeder Einsatz von Chemotherapeutika führt nicht nur zu einer Elimination pathogener Keime, sondern auch zu einer mehr oder weniger starken Gleichgewichtsverschiebung innerhalb der Standortflora und zu einem Auftreten von resistenten Arten. Er sollte deshalb vorher gründlich abgewogen werden. Nach dem Einsatz von Antibiotika und Sulfonamiden werden beispielsweise die unterschiedlichsten Änderungen der Faecalmikroflora, von einigen Autoren aber auch nur ein geringer Wechsel beschrieben. Die vor allem durch Breitbandantibiotika bedingte Störung kann z. B. zu einer Enterocolitis durch das Überwuchern von *Staphylococcus aureus* oder zu dem Auftreten einer Schleimhaut- oder Organmykose führen. In jüngerer Zeit wird besonders auf eine durch die Toxine von *Clostridium difficile* hervorgerufene Form der pseudomembranösen Colitis hingewiesen. Diese Erkrankung tritt nicht nur nach der Gabe des gegen Anaerobier gerichteten Clindamycin auf, sondern ist ebenso für Ampicillin, Penicillin, Amoxicillin, Cloxacillin, Erythromycin, Cephalosporine, Aminoglycoside, Tetracycline, Chloramphenicol, Neomycin, Sulfonamide und sogar für Metronidazol beschrieben worden. Als Ursache wird eine selektive Zunahme des von einigen Autoren im Darminhalt und im Genitaltrakt von Gesunden nachgewiesenen *Clostridium difficile* diskutiert, doch kommt auch eine Infektion aus der Umgebung in Frage.

Metronidazol und Sulfasalazin führten in Versuchen an Gesunden im Gegensatz zur Behandlung von Patienten mit Morbus Crohn zu keiner Änderung der anaeroben Faecalflora; nur nach Metronidazolgabe wurde ein Anstieg von *Strept. faecalis/faecium* und *Escherichia coli* gesehen. Der fehlende Wechsel unter Metronidazol wurde in einer weiteren Studie für Stuhl und Jejunalsaft bestätigt. Eine maximale Keimreduktion im Dickdarm ließ sich dagegen durch eine orthograde Darmspülung unter Zusatz von Neomycin, Bacitracin und Clindamycin erreichen. Von anderen Autoren wird dagegen betont, daß eine orale Verabreichung von

Neomycin oder Kanamycin vor Bauchoperationen durch die Reduktion der aeroben gramnegativen Stäbchen dem Auftreten postoperativer Anaerobier-Infektionen Vorschub leisten würde. Auf Aspekte der selektiven Dekontamination wird im Kapitel 10.4. eingegangen.

Antibiotika werden auch zur Behandlung eines mikrobiellen Overgrowth-Syndroms eingesetzt, wenn sich die Ursachen nicht operativ beseitigen lassen. Wir wenden sie vor allem an, wenn eine Dysbiose mit Vorherrschen nur einer Keimgruppe (Typ Dys 2) nachgewiesen worden ist, da hierbei das keimregulierende System zum Teil noch intakt ist und der gezielte Einsatz von Antibiotika eine Umstimmung sogar zur Eubiose erreichen kann. Dagegen ist bei Vorliegen einer Dysbiose mit einer starken Vermehrung vieler Mikroorganismengruppen (Typ Dys 1) eine allgemeine Resistenzminderung des Makroorganismus anzunehmen und nach unseren Erfahrungen eine Antibiotikatherapie oft nicht erfolgreich. Hier sind Möglichkeiten einer Resistenzsteigerung über das Immunsystem zu diskutieren.

Arzneimittel, insbesondere Antibiotika, können auch auf die Hautoberfläche ausgeschieden werden und dort die Standortflora stark beeinflussen. Geringe Änderungen sind nach Penicillingaben gesehen worden. Auch Erythromycin hat nur einen geringen Effekt, während die Verabreichung von Tetracyclin und Clindamycin zu einer erheblichen Abnahme der Aerobier und Anaerobier führt. Nach Tetracyclingabe fanden sich auf der Haut resistente Kokken, und in der Axilla traten statt der bisher vorherrschenden Coryneformen ebenfalls Kokken auf. Vermutlich erfolgt die Sekretion des Antibiotikums vor allem über die Talgdrüsen. Die Langzeittherapie der Akne mit Tetracyclin kann gramnegative Stäbchen selektieren, die wiederum eine Folliculitis hervorrufen, die schwieriger zu behandeln ist als die ursprüngliche durch *Propionibacterium* bedingte Akne. Eine Störung der Hautmikroflora ist auch durch eine langzeitige Behandlung mit Corticosteroiden möglich.

10.3.2. Lactulose

Einen Einfluß auf die intestinale Mikroflora hat die Lactulose (1,4-β-Galactosido-Fruktose), obwohl dadurch allein ihre gute Wirksamkeit bei der Behandlung der portosystemischen Enzephalopathie chronischer Lebererkrankungen nicht erklärt wird. Dieses synthetische Disaccharid wird vom Menschen kaum resorbiert, kann jedoch im Dickdarm unter Bildung von niedrigen

Homologen der Carbonsäuren mikrobiell metabolisiert werden (s. Kap. 5.2.1.). Verschiedene Autoren beschreiben bei seiner Gabe möglicherweise infolge des stärker sauren pH-Wertes Veränderungen der Faecalflora, wie eine Abnahme von *Bacteroides* und *Escherichia coli* sowie einen Einfluß auf *Lactobacillus*. Eine Korrelation zwischen der klinischen Besserung und der Keimreduzierung ließ sich dabei nicht nachweisen.

10.3.3. Bakterienimplantation

Schon früh wurden Versuche zur Änderung der gastrointestinalen Mikroflora mit Hilfe von Keimapplikationen unternommen. Neben Joghurt (*Lactobacillus bulgaricus, Strept. thermophilus*) sind *Lactobacillus acidophilus, Lactobacillus casei, Bifidobacterium* und *Escherichia coli* eingesetzt worden. *Escherichia coli* wird heute wegen seiner nicht auszuschließenden Pathogenität nicht mehr verwandt. Für die anderen Arten werden — teilweise ohne methodisch einwandfreien mikrobiologischen Nachweis — unterschiedliche Ergebnisse und meistens keine dauerhaften Erfolge im Sinne einer Implantation mitgeteilt. Sicherlich müssen einige Voraussetzungen beachtet werden, die sich sowohl auf die Vorbereitung des Wirts durch die Schaffung geeigneter Milieubedingungen als auch auf die Art und Herkunft der zu implantierenden Stämme beziehen. So ist für *Lactobacillus acidophilus* nachgewiesen worden, daß sich Stämme humaner Herkunft nicht in Küken implantieren lassen. Es ist also eine Spezifität hinsichtlich des Wirtsorganismus anzunehmen. Die Passage durch den Magen in den Darm ist wiederum abhängig von der unterschiedlichen Säureempfindlichkeit der *Lactobacillus*-Stämme, wie wir in vitro und in vivo mit Hilfe von markierten Keimen belegen konnten (Abb. 2). *Lactobacillus acidophilus* erwies sich als relativ säureresistent, *Lactobacillus casei var. alactosus* als säureempfindlich, und weitere Arten nahmen eine Zwischenstellung ein. — Über die erfolgreiche Implantation von Keimen wird nach einer Dekontamination des Darmes berichtet (s. Kapitel 10.4.).

10.4. Gnotobiotik und Dekontamination

Die Gnotobiotik beschäftigt sich mit Makroorganismen, die keimfrei oder nur von Keimarten besiedelt sind, die dem Untersucher bekannt sind. Das Experiment des keimfreien Tieres hat trotz seines großen Aufwandes wesentliche Aussagen zur Bedeutung intakter mikrobieller Ökosysteme erlaubt. Inzwischen ist es gelungen, den keimfreien Status auch auf den Menschen zu übertragen. Operationen und keimfreie Geburten sowie die anschließende Aufzucht des Kindes über mehrere Jahre werden unter Anwendung gnotobiotischer Verfahren durchgeführt. Die komplette Isolation kann erreicht werden in Laminar-Air-Flow-Räumen und in Isolierbettsystemen.

Eine gnotobiotische Therapie ist indiziert bei infektgefährdeten Patienten, deren Infektionsrisiko zeitlich begrenzt ist. Sie wird in erster Linie angewandt bei angeborener Insuffizienz des Immunsystems, bei Knochenmarksinsuffizienz und bei zytostatischer und immunsuppressiver Therapie von Leukämien und Tumoren sowie bei Organtransplantationen. In diesen Fällen muß infolge der ausgeprägten und länger andauernden Granulozytopenie mit gehäuften Infektionen gerechnet werden. Die Keime stammen aus der patienteneigenen Mikroflora oder aus dem Krankenhausmilieu. Schon durch die orale Gabe von enteral nicht resorbierbaren Antibiotika und Antimykotika läßt sich die Zahl der potentiellen Infektionserreger im Magen-Darm-Kanal stark vermindern und dadurch mit oder ohne gleichzeitige Isolation die Häufigkeit der Infektionen signifikant senken.

Ein vertretbarer Aufwand wird durch die selektive Dekontamination mittels bestimmter Chemotherapeutika-Kombinationen erreicht, die besonders die aeroben gramnegativen Bakterien der Darmflora und die Sproßpilze erfassen. Bei diesem Verfahren sollen die anaeroben Bakterien erhalten bleiben, da sie nach einem Konzept der Kolonisationsresistenz die Ansiedlung von potentiell pathogenen aeroben Bakterien und Pilzen aus der Umgebung erschweren. Trotz ständiger Aufnahme auch mehrfach resistenter Keime kommt es nicht zu deren Kolonisation, wenn eine komplexe anaerobe Darmflora vorhanden ist und die orale Aufnahme dieser aeroben Problemkeime gewisse Grenzkonzentrationen nicht überschreitet. Die Kolonisationsresistenz wird als natürliche Schutzbarriere angesehen, die bei der Infektabwehr die gleiche Bedeutung haben soll wie die Integrität der Haut und Schleimhäute sowie die intakte immunologische Abwehr. Ihr Nachweis erfolgt mittelbar durch die quantitative Bestimmung einiger Aerobierarten als Indikator sowie einiger potentiell pathogener Keime im Stuhl („gnotobiotischer Index"). Auch wird die Stoffwechselleistung der Anaerobier durch den semiquantitativen Nachweis von β-Aspartylglycin im Stuhl eingeschätzt, der bei steigender Anaerobierzahl negativ ausfällt. Bei der Auswahl und Dosierung der Chemotherapeutika sollte deren Wirkung auf die Kolonisationsresistenz berücksichtigt werden. Nach einer Dekontaminationsperiode ist es gelungen, mit einer vom Menschen stammenden, von potentiell pathogenen Mikroorganismen freien anaeroben Mikroflora zu kontaminieren und erneut eine Kolonisationsresistenz, wenn auch nicht in gleicher Höhe wie vor der Dekontamination, zu erreichen. Zahlreiche Einzelheiten des Konzeptes sind noch ungeklärt. Es ermöglicht aber schon jetzt eine effektive Bekämpfung bestimmter Formen des infektiösen Hospitalismus.

10.5. Streß, Bioisolation und Kosmosmikroökologie

Die mikroökologischen Aspekte des isolierten begrenzten Raumes, aus dem der Austausch mit der Umwelt stark eingeschränkt ist, haben durch die Entwicklung des bemannten Weltraumfluges besondere Bedeutung gewonnen. So stellt der Raumflugkörper unter den Bedingungen des kosmischen Fluges mit der Schwerelosigkeit ein grundsätzlich neues, von dem gewöhnlichen irdischen sich unterscheidendes Milieu dar. Dieses wird auch durch die beschränkte Anzahl von Menschen im engen Raum mit Bewegungseinschränkungen und veränderten Sekretionsverhältnissen sowie durch besondere Formen der Ernährung geprägt.

Schon in Bioisolationsversuchen auf der Erde konnte erkannt werden, daß ein langfristiger Aufenthalt des Menschen in einer abgeschlossenen Kammer zu wesentlichen Veränderungen der Mikroflora an den Standorten Haut, Respirationstrakt und Magen-Darm-Kanal führt. Als wichtigste Besonderheiten ließen sich eine Vereinfachung und Veränderung der Artenzusammensetzung sowie ein Transfer potentiell pathogener Mikroorganismen, wie *Clostridium*, *Escherichia coli*, *Lactobacillus*, und Hefen, zwischen den Probanden feststellen. Die Analyse der Faecalflora zahlreicher Kosmonauten zeigte interessanterweise bereits in der Phase der Flugvorbereitung eine Labilität bzw. eine Verminderung von *Bifidobacterium* und *Lactobacillus* sowie eine Vermehrung von *Escherichia coli* und anderen *Enterobacteriaceae*, wie *Citrobacter*, *Klebsiella* und *Enterobacter*. Im Verlaufe des Fluges kam es je nach der Zeitdauer zu einer stärkeren Ausprägung dieser Veränderungen, die als Antwort auf Streßfaktoren angesehen werden.

Dementsprechend kann eine Änderung der gastrointestinalen Mikroflora auch unter verschiedenen simulierten Streßbedingungen beobachtet worden. Unsere Arbeitsgruppe hat ein hormonales

Streßmodell entworfen. Nach 3wöchiger Gabe von ACTH, Wachstumshormon und hohen Dosen von Trijodthyronin kommt es beim Menschen zu einem Anstieg der Keimzahlen im oberen Dünndarm und zu einer deutlichen Veränderung der Faecalflora. Im Stuhl vermindern sich die grampositiven Anaerobier, vor allem *Bifidobacterium* und weniger häufig *Eubacterium*. Ferner zeigen sich eine deutliche Zunahme bzw. ein erstmaliges Vorkommen von *Clostridium*. Auffällig ist eine vermehrte Resistenz von *Escherichia-coli*-Stämmen gegenüber verschiedenen Chemotherapeutika.

Größere Bedeutung muß bei langdauernden Weltraumflügen der verringerten Infektresistenz durch eine Abnahme der Immunantwort des Makroorganismus infolge seiner veränderten Mikroflora beigemessen werden. Zur Erhaltung der immunologischen Aktivität des Gewebes ist ein genügendes Maß an antigener Belastung erforderlich, das unter den Bedingungen der Bioisolation nicht mehr erreicht wird. So können sich verschiedene infektiöse Komplikationen entwickeln. Es wird sogar mit der Möglichkeit des Auftretens eines sogenannten mikrobiellen Schocks durch plötzliche Überflutung mit Keimen nach der Rückkehr zur Erde gerechnet, wie er bei der Überführung von keimfreien Tieren in die unsterile Umwelt bekannt ist. Aus diesen Gründen erfolgen bei den Kosmonauten prophylaktische Maßnahmen, die das Immunsystem in aktivem Zustand erhalten und die Infektresistenz stärken.

11. Kanzerogenese

Epidemiologische Analysen des Krebsvorkommens beim Menschen weisen auf die Bedeutung von Umweltfaktoren in der Kanzerogenese hin. In diesem Zusammenhang wird die Rolle der gastrointestinalen Mikroflora diskutiert und ihr eine mögliche Beteiligung an der Entstehung des Magen- und Dickdarmkrebses sowie von anderen Neoplasien zugesprochen.

In der Tabelle 2 sind einige mikrobielle Stoffwechselreaktionen angeführt, nach denen sich Karzinogene oder mitwirkende Ko-Karzinogene endogen bilden können. Das gilt besonders für Metaboliten der Steroide, Gallensäuren und des Cholesterols. Als Ursache für eine Reihe von Dickdarmerkrankungen wird eine ballaststoff- und schlackenarme Kost angenommen. Durch diese ist bei deutlich verlangsamter Transportfunktion auch ein intensiverer Kontakt der Schleimhaut mit Karzinogenen oder toxischen Substanzen im Darminhalt und eine vermehrte bakterielle Bildung von Karzinogenen möglich. Andererseits können Ballaststoffe, die eine sehr heterogene Gruppe von unverdaulichen pflanzlichen Nahrungsbestandteilen umfassen, durch die Bindung von Wasser und Gallensäuren die Konzentration von Karzinogenen und Ko-Karzinogenen sowie deren Ausgangssubstrate im Koloninhalt senken. Auch binden sie Enzyme und induzieren einen Umbau der Dünndarmstruktur. Nach Zufuhr von Weizenkleie ergeben sich keine signifikanten qualitativen oder quantitativen Änderungen der Stuhlflora, jedoch eine Zunahme des Verhältnisses von Anaerobiern zu Aerobiern.

Als weitere Nahrungsfaktoren werden Fett und tierisches Eiweiß diskutiert, zu deren Konsum eine enge Korrelation mit dem Auftreten von Dickdarmkrebs gefunden wurde. Der Fettgehalt der Nahrung beeinflußt die Konzentration der Gallensäuren. Unter einer fettarmen Kost wurden gewisse Veränderungen der Kolonflora mit einer Abnahme des Anaerobier/Aerobier-Verhältnisses beobachtet, was besonders bei Bevölkerungen mit einem niedrigen Karzinomrisiko auftrat. In den Faeces aus den Ländern mit einer hohen Frequenz an Kolonkrebs fanden sich zahlenmäßig mehr Anaerobier, die zu verschiedenen Umwandlungen der Gallensäuren fähig waren, als in den Faeces aus Ländern mit einer niedrigeren Häufigkeit. Träger eines Kolonkarzinoms wiesen häufiger als eine krebsfreie Kontrollgruppe eine erhöhte faecale Ausscheidung von freien Gallensäuren auf, wobei gleichzeitig die Zahl von zur Dehydrierung fähigem *Clostridium* erhöht war. Bei Patienten mit Kolonadenomen wurden in Relation zur Adenomgröße bzw. zu dem Grad der Dysplasie, die als Präkanzerose gilt, erhöhte faecale Gallensäurekonzentrationen und eine vermehrte Resorption von Desoxycholsäure im Kolon gesehen. Gleichzeitig war das Verhältnis von Anaerobiern zu Aerobiern größer als in einer adenomfreien Kontrollgruppe. Möglicherweise besteht auch ein bakterieller Wachstumseffekt auf die Adenome und damit eine Zunahme der Kanzerogenität. In vitro sind verschiedene Darmbakterien, vor allem bestimmte Arten von *Clostridium*, in der Lage, beispielsweise Cyclopentanophenanthren und auch das stark kanzerogene 20-Methylcholanthren sowie weitere entsprechende Verbindungen aus Desoxycholsäure zu metabolisieren. Diese Reaktionen sind im Kolon des Menschen nicht sicher ausgeschlossen. Insgesamt ist aber bisher die mengenmäßig ausreichende Entstehung von für den Menschen relevanten Kanzerogenen aus Gallensalzen noch nicht bewiesen.

Ebenso gibt es unterschiedliche Ergebnisse aus Untersuchungen mit fleischreicher und fleischloser (vegetarischer) Kost an bestimmten Bevölkerungsgruppen oder freiwilligen Probanden. Von einigen Autoren wurden nur geringe quantitative Unterschiede in der Zusammensetzung der Faecalflora gefunden, die sich z. B. unter fleischreicher Ernährung auf eine Zunahme der Gesamt-Anaerobier und der Mengen an *Bacteroides*, *Bifidobacterium*, *Peptococcus*, *Lactobacillus* sowie auf eine Abnahme von *Streptococcus* und *Staphylococcus* beziehen. Die vorhandenen Differenzen in den Ergebnissen verschiedener Arbeitsgruppen, die insgesamt den geringen Einfluß des Konsums von tierischem Protein auf die Faecalflora belegen, werden auf technische Ursachen zurückgeführt. Somit sind die ernährungsbedingten Faktoren in der Pathogenese des Kolonkrebses und der mögliche Anteil der Mikroflora weithin noch unklar. Unter den Karzinompatienten fanden sich gehäuft Methanproduzenten (s. Kap. 5.2.3.).

Als weiterer Aspekt wird die Hypothese genannt, daß kanzerogene Nitrosamine beim Menschen den epidemisch auftretenden Magenkrebs vom intestinalen Typ verursachen. Die Bildung von N-Nitroso-Verbindungen erfolgt durch die Einwirkung von Nitrit auf eine geeignete Stickstoffverbindung (s. Kap. 5.2.2.). Nitrit entsteht u. a. durch den Stoffwechsel von nitratreduzierenden Bakterien im sauren Magen. Andere Species führen die Nitrosierung von Aminen gerade im neutralen Bereich durch. Eine endogene Bildung von Nitrosaminen ist zuverlässig gesichert. Die Keimzahl im Magen hängt in erster Linie vom pH-Wert ab, eine eingeschränkte Säureproduktion erlaubt die Proliferation von Bakterien. Das trifft besonders zu bei chronisch-atrophischer Gastritis, während einer Behandlung mit Antazida und Säuresekretionshemmern (Cimetidin) sowie nach Magenresektion. In diesen Fällen sind der pH, die Anzahl der nitratreduzierenden Bakterien, der Nitrit- und Nitrosamin-Gehalt deutlich erhöht. Eine reichliche Aufnahme von Nitrat fördert die Bildung von Nitrosaminen. Der schlüssige Beweis für die Kanzerogenese durch Nitrosamine liegt aber beim Menschen bis heute noch nicht vor. Dagegen spricht die mögliche Expositionszeit im Magen aufgrund der nur kurzen Verweildauer der Nahrung. Ein bakterieller Abbau von Nitrosaminen ist ebenfalls beschrieben worden. Trotzdem wird aber heute unter Hinweis auf die beobachtete Proliferation der Mikroflora und die gesteigerte Bildung von Nitrosaminen im Magen empfohlen, mit der Langzeitbehandlung der Ulcuskrankheit durch Cimetidin zurückhaltend zu sein.

12. Endotoxin

Der aus Lipoproteinen, Proteinen, Phospholipiden und Lipopolysacchariden bestehende äußere Zellwandanteil aller gramnegativen Bakterien wird bei einer Auflösung der Bakterienzelle freigesetzt und als Endotoxin auf den Makroorganismus in verschiedener Weise wirksam. Das trifft besonders auf die zahlreichen Keime im Magen-Darm-Kanal zu. Normalerweise bildet die Darmwand eine gewisse Barriere gegen die Aufnahme von Endotoxin, das nach physiologischer Passage durch das RES der Leber entgiftet wird. Verschiedene Darmkrankheiten können die Durchlässigkeit erhöhen, und in diesem Falle gelangen ebenso, wie bei Krankheiten der Leber mit nachfolgend herabgesetzter Clearancefähigkeit, größere Mengen an Endotoxin in den Kreislauf. Sie führen zu einer humoralen und zellulären Immunantwort und je nach Quantität auch zu systemischen Wirkungen, wie Fieber, Kreislauf- und Gerinnungsstörungen, Magenschleimhautblutungen, Leberzellschädigungen, funktionellem Nierenversagen sowie Schock. Eine Endotoxämie wird gefunden bei Colitis ulcerosa, Morbus Crohn, akuter Pankreatitis, Leberzirrhose und anderen chronischen Lebererkrankungen. Auch kann das Endotoxin bei Leberzirrhose teilweise infolge bakterieller Kontamination des Ascites in den Peritonealraum gelangen. Hohe Endotoxinspiegel bei fulminantem Leberversagen und akuter Pankreatitis deuten auf eine schlechte Prognose hin. Therapeutische Maßnahmen richten sich heute auf eine Senkung des Endotoxinspiegels durch die Gabe von ausgewählten Antibiotika sowie von Lactulose mit ihrem nachgewiesenen antiendotoxischen Effekt. Ferner versucht man, die Funktion des RES zu beeinflussen.

13. Schlußbemerkungen

Zahlreiche Fragen der Mikroökologie des Menschen sind auch heute noch ungeklärt, obwohl sie eine größere Bedeutung für die Gesundheit und damit für den sozialen Bereich sowie für die Auseinandersetzung des Menschen mit seiner Umwelt haben. Dieses Buch spiegelt die Tatsache wider, daß die einzelnen mikrobiellen Ökosysteme bisher verschieden aktiv untersucht und daß vor allem die Regulationsfaktoren einschließlich der intermikrobiellen Wechselwirkungen nur begrenzt erfaßt worden sind. Die Beziehungen zur Infektionspathologie sind wenig klar. Betrachtungen beim

Menschen werden sicherlich auch in der Zukunft durch die Unzumutbarkeit mancher Untersuchungsverfahren erschwert, doch sollte das nicht davon abhalten, wie in anderen Fachgebieten der Medizin in interdisziplinärer Zusammenarbeit Grundlagenwissen zu erwerben und in der Praxis anzuwenden. Wissenschaftler und Ärzte sind aufgefordert, die Augen zu öffnen für die mannigfaltigen Probleme einer angewandten Mikroökologie des Menschen.

Ausgewählte Literatur

Es werden lediglich einige Grundlagenwerke, Symposiumsveröffentlichungen, Übersichtsartikel und den Stoff vertiefende Originalarbeiten angeführt. Unberücksichtigt bleibt an dieser Stelle die in den Legenden zu den Abbildungen und Tabellen zitierte Literatur.

Adhesion and microorganism pathogenicity (Ciba Foundation Symposium N.S. 80), Pitman Medical London 1981

ALEXANDER, M.: Microbial ecology. Wiley New York, London, Sydney, Toronto 1971

ATLAS, R. M., u. R. BARTHA: Microbial ecology: Fundamentals and applications. Addison-Wesley Publ. Comp. Reading 1981

BERGTER, F.: Wachstum von Mikroorganismen. Experimente und Modelle. 2. Aufl. VEB G. Fischer Jena 1983

BERNHARDT, H.: Zum Vorkommen der Gattung *Lactobacillus* (Beijerinck) im Magen des Menschen. Zbl. Bakt. Hyg. I. Abt. Orig. A 226 (1974), 479–490

BERNHARDT, H., u. M. KNOKE: Zur Charakterisierung der Mikroflora des Dünndarms. Zbl. Bakt. Hyg. I. Abt. Orig. A 246 (1980), 379–392

BUCHANAN, R. E., u. N. E. GIBBONS (Hrsg.): Bergey's manual of determinative bacteriology. 8. Aufl. Williams & Wilkins Baltimore 1975

CAMPBELL, R.: Mikrobielle Ökologie. Akademie-Verlag Berlin 1980

CLARKE, T. J., u. T. BAUCHOP (Hrsg.): Microbial ecology of the gut. Academic Press London, New York, San Francisco 1977

GOTTSCHALK, G.: Bacterial metabolism. Springer Verlag New York, Heidelberg, Berlin (W) 1979

GRÜTTE, F.-K., u. H. HAENEL: Intestinalflora. In: Ernährungslehre und Diätetik. Bd. I/1 Biochemie und Physiologie der Ernährung, hrsg. v. H.-D. Cremer, D. Hötzel, J. Kühnau. Georg Thieme Stuttgart, New York 1980

HAENEL, H., u. J. BENDIG: Intestinal flora in health and disease. Progress in Food and Nutrition Science 1 (1975), 21–64

HENTGES, D. J. (Hrsg.): Human intestinal microflora in health and disease. Academic Press New York 1983

HOLDEMAN, L. V., E. P. CATO, u. W. E. C. MOORE (Hrsg.): Anaerobe Laboratory Manual. 4. Aufl. Virginia Polytechnic Institute and State University Blacksburg 1977

HOLDEMAN, L. V., I. J. GOOD u. W. E. C. MOORE: Human fecal flora: Variation in bacterial composition within individuals and a possible effect of emotional stress. Appl. Environ. Microbiol. 31 (1976), 359 bis 375

HOLM, ST. E. (Hrsg.): Symposium on host-parasite interaction. Scand. J. infect. Dis., Suppl. 24 (1980), 7–230

KNOKE, M., u. H. BERNHARDT: Fortschritte der Medizin: Mikroökologie des Magen-Darm-Kanals des Menschen. DDR-Med.-Rep. 6 (1977), 3–78

KUWAJEWA, I. B.: Obmen westschestw organisma i kischetschnaja mikroflora. Medizina Moskwa 1976

LAMBE, D. W., R. J. GENCO u. K. J. MAYBERRY-CARSON (Hrsg.): Anaerobic bacteria. Selected topics. Plenum Press New York, London 1980

LOUTIT, M. W., u. J. A. MILES (Hrsg.): Microbial ecology. Springer-Verlag Berlin (W), Heidelberg, New York 1978

LYNCH, J. M., u. N. J. POOLE (Hrsg.): Microbial ecology: A conceptual approach. Blackwell Oxford, London, Edinburgh, Melbourne 1979

NOLTE, W. A.: Oral microbiology. Mosby St. Louis, Toronto, London 1977

ODUM, E. P.: Grundlagen der Ökologie in 2 Bänden. Georg Thieme Stuttgart, New York 1980

ROSSWALL, TH. (Hrsg.): Modern methods in the study of microbial ecology. Bulletins from the Ecology Research Commitee/NFR 17, 1973

SAVAGE, D. C.: Microbial ecology of the gastrointestinal tract. Ann. Rev. Microbiol. (Palo Alto) 31 (1977), 107–133

SCHLEGEL, H. G.: Allgemeine Mikrobiologie. 5. Aufl. Georg Thieme Stuttgart, New York 1981

SKERMAN, V. B. D., V. McGOWAN u. P. H. A. SNEATH (Hrsg.): Approved lists of bacterial names. Internat. J. system. Bacteriol. 30 (1980), 225 bis 420

SKINNER, F. A., u. J. G. CARR (Hrsg.): The normal microbial flora of man. Academic Press London, New York 1974

SMIRNOW, K. W., u. A. M. UGOLEW: Kosmitscheskaja gastroenterologija. Nauka Moskwa 1981

Symposien "Intestinal microecology" in Columbia bzw. Boston/USA und Herborn/BRD:

Amer. J. Clin. Nutr. 23 (1970), 1423–1609
Amer. J. Clin. Nutr. 25 (1972), 1289–1494
Amer. J. Clin. Nutr. 27 (1974), 1261–1355 u. 1409–1487
Amer. J. Clin. Nutr. 30 (1977), 1749–1926
Amer. J. Clin. Nutr. 32 (1979), 105–268
Amer. J. Clin. Nutr. 33 (1980), 2413–2544
Progr. Food Nutr. Sci. 7 (1983), 1–210
Mikroökologie und Therapie – Microecology and Therapy 14 (1984)

Symposien „Gastrointestinale Mikroflora des Menschen" in Greifswald/DDR:

BERNHARDT, H., u. M. KNOKE (Hrsg.): Gastrointestinale Mikroflora des Menschen. J. A. Barth Leipzig 1980

BERNHARDT, H., u. M. KNOKE (Hrsg.): Mikroökologie des Magen-Darm-Kanals des Menschen. J. A. Barth Leipzig 1982
Nahrung 28 (1984), 589—776

Symposien in Berlin und Potsdam/DDR: Ernährungsforschung 10 (1965), 109—542 Nahrung 29 (1985), im Druck

WEIDE, H., u. H. AURICH: Allgemeine Mikrobiologie. VEB G. Fischer Jena 1979

WERNER, H.: Anaerobier-Infektionen, Pathogenese, Klinik, Therapie. Georg Thieme Stuttgart, New York 1981

WERNER, H.: Klinische Anaerobier-Bakteriologie. Georg Thieme Stuttgart, New York 1982

WEUFFEN, W., A. KRAMER u. A. P. KRASILNIKOW (Hrsg.): Handbuch der Antiseptik. Bd. I/3 Grundlagen der Antiseptik — Episomatische Biotope. VEB Verlag Volk und Gesundheit Berlin 1980

15. Sachregister

16. Register der Mikroorganismen